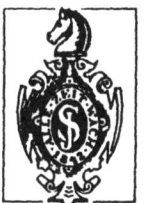

A. Elder · O. Samuel (Hrsg.)

„Was ich noch sagen wollte..."

Bedeutung und Veränderung
der Arzt-Patient-Beziehung

Aus dem Englischen
von M. Stubbe und H.-P. Hartmann
unter Mitarbeit von V. Wolfrum

Springer-Verlag
Berlin Heidelberg New York
London Paris Tokyo
Hong Kong Barcelona
Budapest

DR. ANDREW ELDER,
24 Muswell Road, London N10 2BG,
United Kingdom

DR. OLIVER SAMUEL,
13 The Dell, Pinner, Middlesex HA5 3EW,
United Kingdom

Übersetzer:
MARGARETHE STUBBE,
Deutsche Balint-Gesellschaft e.V., Schlopweg 65,
3320 Salzgitter 51, Bundesrepublik Deutschland

DR. HANS-PETER HARTMANN,
Finkenweg 24, 6306 Langgöns,
Bundesrepublik Deutschland

Titel der englischen Originalausgabe:
"While I'm Here, Doctor". A Study of the Doctor-Patient Relationship. © 1987 Tavistock Publications;
the individual contributions © 1987 the contributors

ISBN-13: 978-3-540-53844-8 e-ISBN-13: 978-3-642-76515-5
DOI: 10.1007/978-3-642-76515-5

Berlin Heidelberg New York

Die Deutsche Bibliothek - CIP-Einheitsaufnahme
„Was ich noch sagen wollte...": Bedeutung und Veränderung der Arzt-Patient-Beziehung / A. Elder; O. Samuel (Hrsg.). Aus dem Engl. von M. Stubbe. - Berlin; Heidelberg; New York; London; Paris; Tokyo; Hong Kong; Barcelona; Budapest; Springer, 1991
Einheitssacht.: While i'm here, doctor

NE: Elder, Andrew [Hrsg.]; EST

Dieses Werk ist urheberrechtlich geschützt. Die dadurch begründeten Rechte, insbesondere die der Übersetzung, des Nachdrucks, des Vortrags, der Entnahme von Abbildungen und Tabellen, der Funksendung, der Mikroverfilmung oder der Vervielfältigung auf anderen Wegen und der Speicherung in Datenverarbeitungsanlagen, bleiben, auch bei nur auszugsweiser Verwertung, vorbehalten. Eine Vervielfältigung dieses Werkes oder von Teilen dieses Werkes ist auch im Einzelfall nur in den Grenzen der gesetzlichen Bestimmungen des Urheberrechtsgesetzes der Bundesrepublik Deutschland vom 9. September 1965 in der jeweils geltenden Fassung zulässig. Sie ist grundsätzlich vergütungspflichtig. Zuwiderhandlungen unterliegen den Strafbestimmungen des Urheberrechtsgesetzes.
© Springer-Verlag Berlin Heidelberg 1991

Satz: Ulrich Kunkel Textservice, Reichartshausen

19/3130-543210 - Gedruckt auf säurefreiem Papier

Geleitwort

Ich bin sehr froh, ein Vorwort für dieses Buch schreiben zu dürfen. Im Nachwort von *Fünf Minuten pro Patient* (1975) brachte ich meine Hoffnung zum Ausdruck, daß wir in unserem nächsten Buch Gelegenheit hätten, darzustellen, welche Patienten von der damals beschriebenen Behandlungsweise profitieren könnten. Im besonderen handelte es sich um kurze Gesprächskontakte mit Patienten über einen langen Zeitraum – innerhalb der normalen Sprechstunden –, während wir früher eher längere Gespräche untersuchten.

Dieses Buch nähert sich dieser Fragestellung und zeigt verschiedene Wege auf, wie der Arzt mit seinen schwierigen Patienten während der normalen Sprechzeiten arbeitet. Lange Gespräche kommen selten vor. Das Buch beleuchtet verschiedene Zugangsweisen zu denselben Problemen durch verschiedene Ärzte, Probleme, die manchmal daran denken ließen, daß nur eine Überweisung zum Psychiater oder Psychotherapeuten hilfreich wäre – oder lange Gespräche mit dem Arzt nach Ende der Sprechstunde. Jeder Arzt, der in diesem Buch berichtet, hat seinen eigenen Umgangsstil und seine eigene Gesprächstechnik. Dennoch waren alle in der Lage, über viele Jahre zusammenzuarbeiten, ohne eine rigide Systematik „richtigen" und „falschen" Verhaltens zu benötigen.

Die Beobachtungen in diesem Buch bringen uns ein ganzes Stück in unserer Fähigkeit weiter, die Bedeutung unserer Arbeit zu bewerten und zu sehen, was geschieht, wenn üblicherweise übersehene oder nicht bemerkte Beobachtungen registriert werden. In der heutigen Zeit wird wieder deutlich, daß praktische Ärzte bzw. Ärzte für Allgemeinmedizin nicht kleine Psychotherapeuten oder Teilzeitpsychoanalytiker werden, daß sie sich aber bemühen sollten, sich selbst und ihre Reaktionen zu beobachten, damit sie einschätzen können, auf welchem Wege sie hilfreich für ihre Patienten sind und was die Patienten von ihren Ärzten benötigen. Die Rolle des Psychoanalytikers drängt sich dabei weniger auf.

Unglücklicherweise war ich selbst nur in den ersten beiden Jahren in der Lage, an der Arbeit der Autoren dieses Buches teilzunehmen, aber ihr individueller Schreib- und Denkstil ist mir wohlbekannt, ebenso ihre Offenheit und ihre Bereitschaft, sich selbst genauso einzubeziehen wie die Probleme ihrer Patienten.

Ich möchte dem Leser versichern, daß unsere Beobachtungen und Entdeckungen noch nicht beendet sind. Viele Fragen, mit denen sich der Leser am Ende vielleicht beschäftigt, sind vermutlich Fragen, die auch wir uns stellen und deren weiterer Untersuchung wir uns widmen. Ich bin erfreut, daß die Arbeit, die Michael Balint begann, mit so viel Energie noch 15 Jahre nach seinem Tod fortgesetzt wird, 25 Jahre nachdem sie von ihm begonnen wurde.

ENID BALINT

Danksagung der Autoren

Wir haben unseren Patienten sehr zu danken. Sie sind die Hauptquelle für die Ausbildung aller Ärzte. Die Beschäftigung mit den Bemühungen eines einzelnen Arztes um einen bestimmten Patienten gibt der Arbeit in der Balint-Gruppe Leben.

So wird in diesem Buch die Beschreibung unserer Fälle der Kern des Textes sein. Wir haben sorgfältig alle Charakteristika, die zu einer Identifizierung unserer Patienten führen könnten, unkenntlich gemacht. Gleichzeitig hoffen wir, das Wesentliche aus jeder Interaktion bewahrt zu haben, um einen genauen Bericht über die originale Situation geben zu können. Meistens wurde dies durch eine leicht veränderte Version der durch den Arzt in der Gruppe gegebenen Beschreibung erreicht.

Wir hoffen sehr, daß uns dies gelungen ist und daß keinem unserer Patienten Unannehmlichkeiten durch eine unbeabsichtigte Wiedererkennung entstanden sind.

Wir danken auch dem Vorstand und den Mitgliedern der Britischen Balint-Gesellschaft, die uns fortlaufende Unterstützung während dieses Projektes gaben, nämlich finanzielle Hilfe bei der Transkription unserer Arbeitstreffen und der Vorbereitung des endgültigen Maschinenschriftsatzes.

Inhaltsverzeichnis

Einleitung 1

1. Nutzen und Mißbrauch der ärztlichen Beratung 7
   JACK NORELL

2. Phantasie oder Wirklichkeit? 23
   JOHN SALINSKY

3. Systematische Untersuchung oder Zufallsentdeckung? . 35
   OLIVER SAMUEL

4. Die Hand am Steuer 45
   OLIVER SAMUEL UND CYRIL GILL

5. Konflikt oder Zusammenarbeit? 53
   MARIE CAMPKIN UND ERICA JONES

6. Momente des Wandels 73
   ANDREW ELDER

7. Warum hören Sie mir zur Abwechslung nicht mal zu? . 91
   MARIE CAMPKIN

8. Einfach da sein 103
   PAUL JULIAN

9. Der abhängige Patient 113
   CYRIL GILL

10. Eine zuversichtliche Reise 121
JOHN SALINSKY

11. Forschung, Veränderungen und Entwicklung
in Balint-Gruppen 129
ENID BALINT

12. Meine Problempatienten: Helfe ich ihnen wirklich? . . 141
JOHN SALINSKY

Anhang: Was geschah mit den Patienten? 155

Über die Autoren 169

Literatur 171

Sach- und Namenverzeichnis 173

Einleitung

Der Arbeitsablauf in der Allgemeinpraxis erlaubt leicht, daß der Arzt sich ggf. zehn Minuten Zeit für einen Patienten nehmen kann. Die Patienten kommen zu ihren Ärzten mit einer großen Vielfalt verschiedenster Störungen. Häufig treten emotionale und körperliche Krankheitsaspekte zusammen auf und sind eng miteinander verflochten. Ärzte haben an der Universität gelernt, etwas zu „machen", und verhalten sich oft auch bei jenen Gelegenheiten so, wo es hilfreicher wäre, für ihre Patienten „da zu sein".

In Fortbildungskursen für Allgemeinmedizin wird oft die Betonung auf die generellen Aspekte des persönlichen Zugangs zur Beratung gelegt. Mittels audiovisuell aufgezeichneter Beratungsgespräche werden verschiedene Techniken gelehrt. Obwohl durch dieses verhaltensorientierte Feedback das äußere Verhalten des Arztes verändert werden kann, bleibt die Frage, welchen Nutzen er für das Verständnis seiner Patienten aus der Wahrnehmung seiner persönlichen Eindrücke und Reaktionen ziehen kann. Videoaufnahmen werden als drittes Auge benötigt, damit die Reaktionen und Gefühle des Arztes als Folge des Patientenverhaltens aufgezeichnet und gesehen werden können. Dadurch kann der Arzt in seiner beruflichen Tätigkeit seine eigene Persönlichkeit unbefangener zum Ausdruck bringen und einsetzen. Er wird unabhängiger von persönlichen Reaktionen, ohne statt dessen neue Verhaltensweisen hinzulernen zu müssen. Das Ziel unserer Arbeit (und der Grund für dieses Buch) ist, für ein besseres Verständnis der zwischen Arzt und Patienten ablaufenden Prozesse zu sorgen, wenn beide in der oben beschriebenen Weise miteinander arbeiten.

Mittlerweile ist allgemeinärztliche Tätigkeit aus dem Abseits, in dem sie sich befand, als Michael und Enid Balint in den fünfziger Jahren ihre Arbeit mit praktischen Ärzten begannen, aufgetaucht und zu einer anerkannten akademischen Disziplin geworden. Ihre Ideen wurden weltweit verbreitet und die von ihnen entwickelten Training-cum-research-Gruppen in verschiedenster Weise angewandt. Im wesentlichen besteht eine Balint-Gruppe aus zehn oder zwölf Ärzten, die sich regelmäßig jede Woche über einen Zeitraum von zwei Jahren treffen. Die Arbeit besteht alleine aus Falldiskussionen, und gewöhnlich beschäftigt man sich mit höchstens zwei oder drei Patienten innerhalb einer 1½stündigen Sitzung. Jeder Arzt hat gewisse Problempatienten, und die behutsame Betrachtung dieser Patienten mit Kollegen kann ihm helfen, eigene blinde Flecken zu erkennen und durch eine veränderte Betrachtungsweise hilfreicher zu sein. Der Gruppenleiter ist traditionell ein Psychoanalytiker, heutzutage jedoch, nach entsprechendem Training und Erfahrung, auch andere. Die Aufgabe des Leiters ist es, dafür zu sorgen, daß die Gruppe die Arzt-Patient-Beziehung im Blick behält. Der Leiter ist nicht dazu da, den Arzt zu behandeln oder seine traditionelle Rolle in Frage zu stellen, sondern ihm beim Verständnis seiner Reaktionen auf seine Patienten behilflich zu sein. Bei diesem Lernprozeß sind peinliche Augenblicke unvermeidlich. Vielleicht merkt ein Arzt zum Beispiel, daß er einem Patienten eher einen Gefallen tun wollte, als ihm zu helfen. Oder es gibt gewisse Patienten, mit denen er immer wieder besondere Schwierigkeiten hat. Die Gruppe benötigt Kontinuität und Bereitschaft, sich gegenseitig aufeinander einzulassen, damit die Mitglieder im Laufe der Zeit ihre persönlichen Fähigkeiten einbringen können. Es gibt auch Gruppen, wie z.B. unsere, die sich treffen, um einen Blick hinter die persönliche berufliche Entwicklung zu werfen und den Versuch zu unternehmen, bestimmte Aspekte der Allgemeinpraxis zu erforschen.

Die Arbeit, die hier beschrieben wird, begann 1980, als wir von Enid Balint aufgefordert wurden, uns an einem Forschungsprojekt zu beteiligen, das etwas unbestimmt „eine andere Sicht des 'Flash'" genannt wurde – ein Konzept, welches von den Autoren von *Fünf Minuten pro Patient* (1975) entwickelt wurde. Sie hatten herausgefunden, daß effektive Arbeit durch das in Balint-Gruppen geschulte Verständnis möglich und im Rahmen der allgemeinärztlichen Kurzberatung durchführbar ist. Im Verlauf ihrer Forschung wurden ihnen eine Menge Interviews berichtet, wo es zu plötzlichen, auch dramatischen Augenblicken eines tieferen Verständnisses zwischen Arzt und Patient kam. Dies geschah durch die Fähigkeit des Arztes, sich auf die gleiche Wellenlänge wie sein Patient einzustellen, sich auf ihn einzustimmen, und dies war keine Folge einer Exploration.

Alle Gruppenmitglieder hatten mehrere Jahre Balint-Gruppen-Erfahrungen, und zwei waren Mitglieder der Gruppe, die später das Buch *Fünf Minuten pro Patient* herausbrachten. Im üblichen Balint-Stil wurden laufende Behandlungsfälle diskutiert und dokumentiert, damit dann auf dieses Material zurückgegriffen werden konnte.

Bei unserem ersten Treffen waren Probleme der Definition des „Flash" sofort augenfällig, und ein Arzt teilte einen Vorfall mit, der dazu paßte. Er erinnerte sich an eine drei Monate zurückliegende Beratung, als am Ende eines langen Behandlungstages eine ziemlich dicke Frau Ende 20 zu ihm kam und sagte: „Es ist meine Verstopfung, Doktor." Der Arzt hatte anläßlich vieler früherer Kontakte über mehrere Monate mit ihr über dieses Symptom diskutiert und sie pflichtbewußt über ihre Diät befragt und verschiedene Änderungsvorschläge gemacht. Jetzt, am Abend dieses langen Tages, war er müde und weiterer Probleme überdrüssig und stöhnte: „Nein, ich will nichts mehr von Verstopfung hören – ich glaube nicht, daß Sie zu mir gekommen sind, um mir über Ihre Verstopfung zu berichten."

Plötzlich brach die junge Frau in Tränen aus. Sie schüttete ihr Herz aus und erzählte eine Geschichte von nicht erwiderter Liebe und Unglück und wie unfähig sie sei, damit zurechtzukommen.

Aufgrund dieser neuen Gesprächsgrundlage waren Arzt und Patientin fähig, nun ein langes Gespräch über die Hauptprobleme in ihrem Leben zu führen, und der Arzt konnte darauf eingehen. Seitdem hat er sie nicht mehr gesehen.

Wir fragten uns, wodurch der wenig professionelle Kommentar des Arztes verursacht wurde. War es nur eine unkontrollierte Äußerung von Verbitterung, oder gab es bei dieser Patientin etwas Besonderes, was diese Antwort ausgelöst hat? Der Arzt jedenfalls war sich nicht bewußt, auf irgendein Signal reagiert zu haben.

„Ich hatte das Gefühl, daß ich nicht meinen Verstand benutzte, um sie zu verstehen. Ich war zu müde. Ich erinnere mich, wie ich hier saß und mich eher sehr verzagt und nicht wie ein vernünftiger Arzt fühlte. Ich hörte zu und fragte mich, was meint sie damit?"

Dieser versuchsweise vorgebrachte Fall, der nicht weiter verfolgt wurde, da er sich vor Arbeitsbeginn der Gruppe ereignete, scheint nun insofern bedeutsam zu sein, als er verschiedene Dinge vorwegnahm, die im Verlauf der Untersuchung unsere Aufmerksamkeit beanspruchten und die im einzelnen in den späteren Kapiteln dieses Buches diskutiert werden. Einer dieser Punkte war der „Moment der Veränderung" – die unerwartete Verschiebung des Tempos oder der Richtung im Ablauf der Beratung. Ein anderer Punkt war, in welcher Weise der Arzt seine Abwehrmanöver beiseite läßt, die Gelegenheit ergreift, sich mehr persönlich als professionell zu verhalten, mit dem Ergebnis, daß dies den Patienten befähigt, dasselbe zu tun. Der dritte Punkt für die zukünftige Arbeit der Gruppe war das Problem der Bewertung des Ergebnisses. Die Patientin war sechs- oder siebenmal innerhalb von fünf Monaten mit ihrem Symptom (Verstopfung) erschienen. Seit dem beschriebenen Interview mit seinem Fokuswechsel war sie innerhalb drei Monaten nicht mehr wiedergekommen. Bedeutete dies eine Verbesserung, oder kam sie nicht wieder, weil sie zuviel Angst vor dieser Art „Medizin" hatte? Welchen Gebrauch werden die Patientin oder der Arzt von dieser veränderten Beziehung zwischen ihnen zukünftig machen?

Diejenigen, die versuchen, narrative Forschung zu betreiben, müssen sich mit einem fundamentalen Problem auseinandersetzen. Klinische Forschung hat einen klaren Ablauf: Problemdefinition, Festlegung der Methoden, Durchführung einer Pilotstudie; dann Methodenprüfung, Zusammenstellen der Ergebnisse, Diskussion und evtl. Publikation der Ergebnisse. Frühere Forschung durch Balint-Gruppen behandelte solche spezifischen Probleme wie nächtliche Anrufe, Wiederholungsrezepte, Nachfrage nach Schwangerschaftsabbrüchen usw. Diese Problemstellungen erlaubten eine ziemlich genaue Definition, und einige Schlußfolgerungen konnten genauso gut numerisch wie deskriptiv ausgedrückt werden. Dennoch ist es oft der Fall, daß die interessantesten Dinge nur sehr schwierig zu messen sind. Dieses Problem trafen wir immer dann an, wenn wir damit beschäftigt waren, die Veränderungen, die wir studierten, zu definieren. Wenn wir der Meinung waren, daß sich etwas Bedeutsames ereignet hatte, das die Arzt-Patient-Beziehung veränderte, stellte sich die Frage, wie wir dessen Validität beweisen könnten. Wie könnten wir die Veränderung und ihre Beziehung zu diesem bedeutsamen Augenblick definieren? Bei dem Versuch, unsere Arbeit durch Ermittlung der Vorhersagegenauigkeit zu validieren, gab es zu viele Ungewißheiten. Dennoch wählten wir einen naturgeschichtlichen Forschungsansatz im Versuch ehrlicher Beschreibung und der Hoffnung, durch Untersuchung dieser Ergebnisse zu brauchbaren Schlußfolgerungen zu kommen.

Unsere Hauptarbeit beschäftigte sich mit Beratungen, die eines gemeinsam hatten: nämlich das Auftreten eines bedeutsamen Augenblicks, der die Sicht des Arztes von seinem Patienten oder des Problems veränderte, und zwar in einer Weise, daß danach auch eine Veränderung in der Arzt-Patient-Beziehung zu beobachten war. Unser Ziel war, nicht einfach nur das zu beschreiben, was innerhalb einer Beratung passiert – der „bedeutsame Augenblick" erscheint oft nicht so bedeutsam –, sondern den Inhalt eines Interviews zusammen mit dem Kontext der ganzen Beziehung zu untersuchen.

Es ist unsere große Hoffnung, daß alle, die mit der allgemeinärztlichen Praxis lehrend und lernend verbunden sind, als Patienten oder als Ärzte, die Beschreibung unserer Beratungsgespräche mit Patienten interessant und hilfreich finden.

1. Nutzen und Mißbrauch der ärztlichen Beratung

JACK NORELL

In jüngster Zeit haben zwei entgegengesetzte Schulrichtungen Interesse an der allgemeinärztlichen Sprechstunde mit ihrer langen Tradition bekundet. Auf der einen Seite handelt es sich um mehr ganzheitlich und romantisch orientierte Ärzte, etwa mit der Einstellung, alles sei möglich, und Patienten wüßten genausoviel wie die Ärzte. Auf der anderen Seite finden sich die präzisen, wissenschaftlich-objektiven, kurzsichtigen, technokratischen, nach Checklisten vorgehenden „Verhaltensärzte". Die jeweiligen Begrenzungen beider Ansätze sind mittlerweile bereits ziemlich deutlich geworden, aber wir tun gut daran, die Natur der zeithonorierenden Beratung erneut zu untersuchen. Ist sie wirklich noch adäquat? Ist sie ein wirksames und leistungsfähiges Instrument? Und was ist in erster Linie ihre Aufgabe? Der Zweck dieses Kapitels ist es, diese Fragen zu klären.

Für Allgemeinärzte hat die ärztliche Sprechstunde eine viel größere Bedeutung als für die Kollegen der meisten anderen medizinischen Disziplinen. Die kurzen, wiederholten Beratungskontakte, die wir mit unseren Patienten über die Jahre haben, ist eigentlich der einzige Schauplatz, wo alles passiert, was wir als Ärzte tun. Fast alles, was wir zustandebringen, geschieht im „Hier und Jetzt" der Arzt-Patient-Beziehung.

Üblicherweise wird die Allgemeinpraxis als arbeitsintensiv betrachtet, mit relativ geringer technologischer Unterstützung. Trotz einer unvermeidlichen Verwässerung unserer Arbeit, durch Arbeitsteilung mit Kollegen und dem Praxispersonal, bieten wir Kontinuität an und bleiben persönlich verfügbar. Wir haben in den vergangenen Jahren weitgefächerte Versuche erlebt, um unsere Sprechstundentätigkeit zu verbessern, aber beim Versuch, es besser zu machen, sind wir vielleicht zu tüchtig gewesen. Das Subjekt der

Beratungstechniken ist neuen Wissenschaften zugänglich geworden. Soziologen, Pädagogen und Psychologen haben, überzeugt von der Wichtigkeit ihrer Theorien, ihre Unterstützung angeboten und waren daran interessiert, die Bedeutung der allgemeinärztlichen Sprechstunde neu zu definieren und unseren Zugang dazu umzuformulieren (Pendelton et al. 1984). Bestimmte Sprachformeln und Regeln treten auf. Es gibt eine Menge hilfreicher Anleitungen für Interviewtechniken, z.B. wie die Möbel des Beratungsraums postiert werden sollten, wo ein Sitzplatz angeboten werden sollte, wie Patienten begrüßt werden sollten, wann geantwortet werden sollte, was zu sagen ist, wie es zu formulieren ist, wie man jemanden ansehen sollte usw. (Martin u. Moulds 1986). Inwieweit diese besonderen Interviewstile einen Einfluß auf das eventuelle Ergebnis in der Beratung haben, kann man diskutieren, aber sie werden als „gute Sachen" beurteilt. Sie stimmen überein mit der herrschenden pädagogischen Theorie und enthalten das anerkannte sozialpsychologische Wissen. Darüber hinaus können diese Techniken gelehrt werden, und das rechtfertigt sie allemal.

Vielleicht wirkt es befremdlich, daß die Struktur und der Prozeß der Beratung mehr betont werden als deren eventuelles Ergebnis. Aber dies ist der gegenwärtige Trend im gesamten Gebiet der Allgemeinmedizin. Die Aufmerksamkeit richtet sich auf die Durchführung, wie die Dinge getan werden, auf den Prozeß ärztlicher Behandlung, während die Beobachtung langjähriger Folgen eigentlich ausgeschlossen wird. Dafür gibt es einen offensichtlichen Grund: Konventionelle medizinische Parameter sind entweder zu unscharf (z.B. die Mortalitätsrate), oder sie sind einfach nicht genügend auf die Allgemeinpraxis zugeschnitten (z.B. Heilungsraten). Um der wahren Natur unserer Arbeit gerecht werden zu können, wären lange Untersuchungsperioden notwendig, um vernünftige Schlußfolgerungen ziehen zu können.

In dieser Hinsicht sind nur wenige Studien über die Allgemeinpraxis den Untersuchungen, die aus Balint-Gruppen hervorgegangen sind, vergleichbar, angefangen mit der ersten Publikation *Der Arzt, sein Patient und die Krankheit* (Balint, 1957) und eingeschlossen *Das Wiederholungsrezept: Diagnose oder Therapie* (Balint et al. 1975) sowie *Fünf Minuten pro Patient* (Balint u. Norell 1975). Der Vergleich der Ergebnisse verschiedenster Ansätze zur Ergebnisforschung ist notwendig, weniger wegen seiner Wissenschaftlichkeit, als vielmehr durch die Tatsache, daß es sich um einen Teilaspekt jedweden professionellen Verhaltens handelt. Falls es – wie leider oft – so ist, daß verschiedenste Techniken vergleichbare Ergebnisse aufweisen, zeigt dies die Möglichkeit der Selbstbegrenzung eines bestimmten untersuchten Zustands und macht klar, daß die angewendeten Arbeitsweisen nicht besonders wichtig sind bzw. daß die verschiedenen Techniken eher einem Ritual als einer Routine gleichen.

Ein valider Weg zur Überprüfung der äußeren Realität kann sich unter Zugrundelegung der Mitteilungen der Patienten über die Beratung eröffnen. Obwohl die Patienten selten alles, was abläuft, im Blick haben, müssen sie letztendlich dennoch darüber urteilen, wie der Arzt bei ihnen „ankommt", wie sie sich durch ihn behandelt fühlen und ob sie glauben, daß sie ernstgenommen wurden. Mindestens in diesem Bereich hat der Patient (fast) immer recht.

Was bei allen in diesem Buch mitgeteilten Berichten über Beratungen in eindrucksvoller Weise hervorsticht, ist die große Variation der Beratungsstile, Zugangsweisen und Techniken, die die Ärzte unserer Gruppe entwickelt haben. Natürlich hatten die einzelnen Ärzte keine Angst, sie selbst zu sein. Aber diese Freiheit, sich natürlich zu verhalten, war nicht leicht zu erreichen. Fast alle durch die Balint-Gruppen trainierten Ärzte waren ursprünglich darin geübt, das „Richtige" zu sagen, die „angemessene" Antwort oder „korrekte" Interpretation zu geben. Nachdem jetzt bekannt ist, welchen weiteren Verlauf die erwähnten Beratungen genommen haben, scheint es so, daß das für die Patienten Wichtige weniger darin besteht, was ihnen gesagt wird, als darin, wie sie behandelt werden. Natürlich spielen Worte später auch eine Rolle, aber es geschieht sehr viel „nebenbei".

Die Wahrnehmung des Patienten über den Verlauf der Beratung muß nicht zu derjenigen des Arztes passen. Eine Anzahl von Untersuchungen (besonders diejenigen von Ann Cartwright 1966 u. 1981) haben interessante Unterschiede aufgezeigt. Offensichtlich ist es nicht genug, daß der Arzt interessiert und aufmerksam ist und sich kümmert; es ist recht und billig, daß diese Dinge getan werden. Es ist z.B. für manche Patienten von besonderer Bedeutung, daß eine an sich unwichtige körperliche Untersuchung durchgeführt wird – die Tatsache der Berührung selbst ist bedeutsam.

Oft kann der Arzt auf einen Blick sehen, was los ist, und schnell entscheiden, was notwendig ist. Es gibt aber Fälle, wo ein schnelles Urteil und darauffolgende kurze Unterbrechungen kontraindiziert sind. Manchmal müssen Arzt und Patient gemeinsam eine lange Reise unternehmen, notfalls schmerzlich langsam, aber niemals schneller, als der Patient es will.

Es wird dann deutlich, daß eine Vielfalt von Beratungsstilen letztendlich zu einem gelungenen ärztlichen Handeln führt. Der Arzt kann forsch oder vorsichtig vorgehen, aktiv auf etwas zugehen oder augenscheinlich passiv sein, sich sondierend verhalten oder mit nur geringer Antwortbereitschaft. Diese verschiedenen Techniken beeinflussen offensichtlich nicht das Endergebnis.

Dies geschieht dadurch, daß der Arzt wahrnimmt, klug, nachdenklich und phantasievoll ist. Darüber hinaus zählt letztendlich die Erfahrung, vorausgesetzt, der Arzt fühlt sich nicht dadurch ermüdet, daß er alles bereits zuvor gehört hat und so der Beratung nichts Neues mehr abgewinnen kann. Ärzte, die an dieser Art Arbeit interessiert sind, verfügen über eine wichtige Eigenschaft: Sie bleiben interessiert – noch besser neugierig – an ihren Patienten und deren Lebenserfahrungen. Ein bißchen Naivität auf seiten des Arztes bewirkt hier manchmal Wunder.

Alle Ärzte, mit Ausnahme von solchen, die rein verhaltensorientiert arbeiten, stimmen darin überein, daß ein bedeutsamer Schritt getan ist, wenn es gelingt, Einsicht in die Situation des Patienten zu bekommen. (Ob die Patienten selbst zunächst Einsicht in ihre Situation benötigen, bevor ihnen geholfen werden kann, ist eine andere Frage.) Für Allgemeinärzte ist es notwendig, Erfahrungen über die bloße Kenntnis von Tatsachen hinaus zu gewinnen. Sonst kann das ehrgeizige Ziel, den Patienten zu verstehen, nicht erreicht werden. In unseren allmählich sich entwickelnden gegenseitigen Beziehungen mit Patienten erhalten wir oft nur einen flüchtigen Eindruck der ablaufenden Veränderungen und beurteilen von da aus die Gesamtsituation, eine in der Tat grobe Bestimmung der Wirklichkeit.

Vielleicht ist ein vollständiges Verständnis dieses komprimierten Eindrucks tatsächlich nicht notwendig, da die Arbeitsweise wirklich erfahrener Allgemeinärzte mehr darauf beruht, auszuwählen, als alles zu wissen. Ausmaß und Tiefe der für den Arzt erforderlichen Einsicht sollten ausreichen, um zu spüren, was mit dem Patienten los ist. Diese Voraussetzung ist unabdingbar und verursacht viele unserer Schwierigkeiten mit Problempatienten, wenn sie nicht vorhanden ist.

Ohne dieses Maß an Einsicht bleiben Beziehungen oberflächlich oder unproduktiv, und Arzt und Patient verfolgen dann unterschiedliche Ziele. Wenn der Arzt über den Patienten nachdenkt „wenn ich er wäre...", dann stellt er sich in Wahrheit vor „wenn er ich wäre...".

Um zu einem wirklichen Verständnis zu gelangen, ist es erforderlich, daß der Arzt sich unterordnen kann. Dabei geht es um ein Gefühl von Demut, von Ehrerbietung gegenüber dem tatsächlichen Experten, dem Patienten. Ein gemeinsames Verständnis beinhaltet weiterhin eine völlige Übereinstimmung der jeweiligen Vorstellung von Arzt und Patient. Allerdings wird an einigen Beratungsbeispielen deutlich, daß der Patient später Dinge zur Sprache bringt, die eine völlig gegensätzliche Position enthüllen. Es ist realistischer, die Möglichkeit der Veränderung solcher Übereinstimmungen zu erkennen und dankbar für jene Momente zu sein, in denen Arzt und Patient sich auf derselben Wellenlänge befinden.

Diese Augenblicke werden oft mit der Beobachtung des Arztes über eine inkongruente oder auch offen widersprüchliche Darstellung des Patienten in Zusammenhang gebracht. Gelegentlich verspürt der Arzt zuvor bei sich negative Gefühle, wie Verachtung, Enttäuschung, Ablehnung, Spott oder Geringschätzung. So unerfreulich diese Gefühle sein mögen, so sehr können sie die Beratung ausgesprochen produktiv beeinflussen und die Entwicklung der Beziehung unterstützen. In diesem Sinn haben „unannehmbare" Gefühle einen viel weniger störenden Einfluß auf die Beratung als Angst vor dem Patienten oder Haß auf ihn, wodurch die Arzt-Patient-Beziehung völlig zerstört werden kann.

Möglicherweise ist dem „Flash" zu viel Aufmerksamkeit gewidmet worden. Man hat ihn wie eine Wunderquelle angesehen, anstatt seinen tatsächlichen Effekt zu betonen, der im momentanen Ausleuchten der Szene liegt, d.h. es wird etwas beleuchtet, was sonst gewöhnlich im Dunkeln bleibt. Bis jetzt wissen wir noch nicht genau, wie dies geschieht. Wir sollten also das Auftreten eines „Flash" akzeptieren und versuchen, einen größtmöglichen Nutzen daraus zu ziehen, auch wenn es völlig unvorbereitet geschieht.

Diese Art von Beratungsführung geht also über die weiteren Ziele der Allgemeinpraxis hinaus, hinter die traditionellen Konzepte medizinischer Versorgung, wie sie z.B. von den Krankenhäusern verstanden werden. Jetzt akzeptieren wir, daß es nicht unsere Aufgabe ist, die Patienten in ihren früheren Zustand zurückzuversetzen, wo dies möglich ist, sondern wir versuchen, ihre Gesundheit durch angemessene präventive Maßnahmen zu erhalten, durch Ratschläge und Erziehung. Diese Strategien werden angemessen durch die Begriffe kurative Medizin, Präventivmedizin und besonders Gesundheitserziehung ausgedrückt.

Allerdings sind wir heutzutage von unserer kurativen Aufgabe nicht mehr so begeistert wie früher, besonders wenn die Grenzen unserer Tätigkeit als Allgemeinärzte wahrnehmen. Nichtsdestoweniger ist unsere Vorstellung von einem Allgemeinarzt, daß er hilft, daß es den Patienten besser geht. Von diesem Arzt wird nicht erwartet, daß er sich selbst in Bewegung setzt. Er wartet, bis sein Ratschlag von einer Person, die krank ist oder glaubt krank zu sein (Spence 1960), angefordert wird, und daraufhin handelt er. Dieses Verhalten ähnelt dem einer Spinne, die bewegungslos verharrt, bis ihre Aktivität ausgelöst wird.

Die Zeiten ändern sich. Zunehmend übernehmen wir im Rahmen unserer üblichen ärztlichen Tätigkeit Aufgaben, wie z.B. Untersuchung von Kindern, Impfungen, Rachenabstriche, Blutdruckscreening usw. Auf diese Weise übernehmen wir die Prinzipien der Präventivmedizin und helfen dem Patienten, gesünder zu bleiben. Zugleich liegt eine größere Betonung auf der Gesundheitserziehung. Ratschläge, z.B. zum Essen, Rauchen und Trinken, werden vermittelt. All dies geschieht, weil wir immer mehr wahrnehmen, daß viele Krankheiten zumindest teilweise selbst verursacht sind und daß wir, weil allgemeingültige Maßnahmen zur Gesundheitssicherung oft wenig effektiv sind, anerkennen, daß nur die Entscheidungen des Patienten selbst irgendeinen Einfluß haben.

Unter uns gibt es keine große Begeisterung für das Konzept einer absoluten seelischen Gesundheit oder eines vollständigen seelischen Wohlbefindens. Vermutlich ist unsere Zurückhaltung gut begründet, denn wir wissen nur sehr wenig über die Voraussetzungen, die notwendig sind, um den Menschen in diesem Bereich zu ihrer vollen Leistungsfähigkeit zu verhelfen, und wir sollten uns auch nicht berechtigt fühlen, uns mit unbegründeten Ratschlägen, weder in die eine, noch in die andere Richtung, einzumischen.

Statt dessen bevorzugen wir es, eher abzuwarten, bis die Patienten unter genügend Leidensdruck stehen, um außerhalb Hilfe zu suchen, ihre Toleranzschwelle überschritten ist oder sie im wörtlichen Sinne durch ihre persönlichen Probleme krankgemacht wurden. Dies kann eine perfekt legitimierte professionelle Haltung sein und ist zum gegenwärtigen Zeitpunkt vermutlich die sicherste, am meisten überlegte und praktikable Methode. Aber dieser Standpunkt beinhaltet eine Anzahl bedeutsamer Voraussetzungen, die mit der Zugänglichkeit, Empfindsamkeit und dem Bewußtsein des Arztes zu tun haben.

Wenn die Last, ein Gespräch zu initiieren, besonders bei emotional bedeutsamen Themen, alleine beim Patienten liegt, dann ist die persönliche Verfügbarkeit des Arztes entscheidend. Dies beinhaltet mehr, als einfach nur den Wunsch, den Arzt sehen zu wollen, es bedeutet ebenso, ihn persönlich erreichen zu können. Umgekehrt hat dies auch Bedeutung für die Sensibilität des Arztes. Er mutet den Patienten seine Empfindsamkeit zu, gegenüber der sie versuchen müssen, sich auszudrücken, und sie sind abhängig vom Ausmaß seines unbewußten Umgangs mit eigenen Zwängen und Gegebenheiten. Zum Beispiel mit welcher Krankheit („Eintrittskarte") sie ein Anrecht haben, gesehen zu werden, und wie aufgeregt sie beim ersten Kontakt sein müssen. Ärzte haben ihre eigenen Schwellen, jemandem zuzuhören und sich bei der Exploration auf die persönlichen Probleme des Patienten einzulassen.

Balint-erfahrene Ärzte führen heute eher selten eine wohlüberlegte, systematische klassische Psychotherapie mit ihren Patienten durch. Viele haben sich darin zwar ziemlich verbessert, aber es gab immer therapeutische Glanzlichter im Umgang mit speziellen Patienten und besonderen Gelegenheiten.

Wie diese mit großem Aufwand erworbenen Fähigkeiten in die tägliche Arbeit eingebaut werden können, war die Aufgabe der zweiten Phase der Balint-Bewegung. Zeitnot ist wiederholt als Grund angeführt worden, warum vielbeschäftigte Allgemeinärzte die Erfahrungen aus der Balint-Methode nicht integrieren können. Wie jedoch Enid Balint beobachtet hat, ist die Integration dieser Arbeitsweise in das Beratungsgespräch nicht zeit-, sondern intensitätsabhängig. Dahinter stand die Hoffnung, daß diese Methode vollständig in unsere tägliche Arbeit integriert und bei Gelegenheit während ungeplanter und unstrukturierter Beratungen genutzt werden könnte. In der Tat ist es uns gelungen, aus der Notwendigkeit eine Tugend zu machen. Opportunismus war in der Allgemeinpraxis immer angesehen.

Eine realistischere Perspektive wurde durch Einbeziehung der klassischen Regel, manchmal zu kurieren, oft zu lindern und immer zu beruhigen, in unsere traditionelle kurative Berufsrolle erreicht. Dabei wird durch Beruhigung auch Unterstützung vermittelt. Wirkliche Beruhigung sollte dem Patienten die Fähigkeit verleihen, eventuell auch unabhängig von seinem Arzt, mit seinen Problemen zurechtzukommen. Beruhigung ist mehr als bloße Unterstützung, denn sie vermittelt dem Patienten einen Zusammenhalt. Dadurch kommt zum Ausdruck, daß man um ihn besorgt ist, er es wert ist, daß man sich mit ihm beschäftigt und daß er bereits alle Fähigkeiten in sich birgt, um die gegenwärtige problematische Lage selbst zu überwinden.

Ein ideales Gesundheitssystem würde für alle Krankheiten und Leiden Sorge tragen, und den Patienten wäre es möglich, in der für sie natürlichsten Weise krank zu sein. Die verschiedenen psychotherapeutischen Methoden versuchen das Bedürfnis des Patienten, seine Beschwerden traditionell-medizinisch in körperliche und geistige Störungen einzuteilen, zu verringern. Aber Prokrustes lebt, und er gedeiht besonders in jenen angeblich aufgeklärten Kreisen, die von sog. nichtdirektiven und nichturteilenden Einstellungen sprechen. Die Patienten werden dabei weiterhin in Verhaltensschemata gepreßt, sie werden weiterhin etikettiert und klassifiziert, heutzutage nicht mehr durch eine Ein-Wort-Diagnose, aber eingeteilt in verschiedene Abteilungen.

Natürlich begegnen dem Allgemeinarzt Fälle von Hypochondrie und Neurose, aber es ist interessant, wie ihre Anzahl sich zu vermindern scheint, je mehr der Arzt seine Patienten kennt. Dabei ist deren äußeres Verhalten keineswegs weniger fordernd oder aggressiv, aber der Arzt sieht eher, was alles dahintersteckt. Dann erscheinen die konventionellen diagnostischen Begriffe unangemessen, und auch eine komprimierte Formulierung kann nicht mehr adäquat die bedeutsamen Merkmale des Individuums beschreiben.

Ärzte verfolgen ihre Ziele über eine verwirrende Vielfalt von Wegen. Manche versuchen sich in aktiver Exploration. Sie bemühen sich, über Untersuchen, Sondieren, Anstoßen, Aufstacheln oder sonstige Anregung, die Gedanken und besonders die Gefühle ihrer Patienten hervorzurufen. Sie bemühen sich, jeden Stein umzudrehen, und lassen kein Gefühl unausgedrückt. Andere Ärzte warten eher ab, bis der Patient sich in Bewegung setzt, und geben sich damit zufrieden, ihm ihre Bereitschaft und ihr Interesse, sich auf einen Kontakt einzulassen, zu signalisieren. Dazwischen liegen viele Variationsmöglichkeiten.

Die beschriebenen Unterschiede hängen häufig mehr von der Persönlichkeit des Arztes als von dem während seiner Ausbildung erworbenen Umgangsstil ab. Einige scheinen die Bezeichnung „sorgender Arzt" zu tragen und zeigen offen ihr Mitgefühl. Andere sind reservierter, kontrolliert oder neutral. Jeder riskiert, entweder als eindringend oder aber als unachtsam betrachtet zu werden. Ähnliche Unterschiede findet man in der Art und Weise, wie mit den Aussagen des Patienten umgegangen wird. Vielleicht wird der Arzt für naiv gehalten, wenn er das, was der Patient ihm sagt, in seiner äußerlichen Bedeutung für wahr ansieht, oder er wird beschuldigt, mehr dahinter zu vermuten, als gemeint ist, wenn er sich bemüht, die „wahre" Bedeutung zu erkennen. Die Vorstellungsfähigkeit des Arztes ist ein bedeutender Teil seines ärztlichen Instrumentariums, die jedoch nur mit Behutsamkeit angewendet werden sollte. Wenn es so etwas wie eine disziplinierte Phantasietätigkeit gibt, dann ist das wohl das richtige Rezept.

Begeisterungsfähigkeit ist eine wunderbare Eigenschaft, die man nicht entwerten sollte. Sie ist einer der bedeutendsten Aspekte beim behutsamen Umgang mit Patienten, aber sie sollte auch gezügelt werden und nicht außer Kontrolle geraten. Sonst kann es passieren, daß der Arzt seinen Patienten aus den Augen verliert und bei diesem Versuch der Verdacht aufkommt, der Arzt befinde sich auf einer Art Ego-Trip und habe sein Bedürfnis, gebraucht zu werden, nicht im Griff. (Es gibt die Geschichte des jungen Pfadfinders, der entschied, an diesem Tag eine gute Tat zu vollbringen, und dann eine ältere Frau auf die andere Straßenseite brachte, obwohl sie das nicht wollte.)

Es ist unzweifelhaft wahr, daß einige unserer in sich selbst „eingesperrten" Patienten sich mehr oder weniger wie unter einer Last fühlen. Patienten, die nicht wissen, was ihr Problem ist, oder auch gar nicht wahrnehmen, ob sie überhaupt ein Problem haben, werden dazu gebracht, ein besseres Verständnis dafür zu erzielen – d.h. es ist mehr das Verständnis ihres Arztes. Wessen Probleme werden denn tatsächlich durch solche Umgangsweisen zum Vorschein gebracht? Ärzte überschütten ihre Patienten mit Interpretationen, entziehen Diskussionen den Boden und weisen den Weg in bestimmte, vielversprechende Bereiche. Dabei bieten sie jedoch nur Lippenbekenntnisse an, anstatt sich dem Patienten in kontinuierlicher Auseinandersetzung zu stellen und sich von ihm zeigen zu lassen, was nach seiner Meinung Aufmerksamkeit verdient hätte.

Wir hören heutzutage weniger von dem arroganten Begriff „Problemlösungstechniken", angewandt auf das ärztliche Beratungsgespräch. Vielleicht ist sogar Problemklärung manchmal ein zu ehrgeiziges Vorhaben, gerade wo doch unsere ganze Hoffnung ist, daß wir, wenn wir schon nicht „das Problem" entdecken, wenigstens einige verwandte Probleme in einem anderen Licht sehen können.

Der Zweck von Problemklärungen ist es, zu Lösungen zu kommen. Hier steht der Arzt erneut vor einem Dilemma. Respekt vor der Selbständigkeit des Patienten bedeutet, daß dieser letztendlich für seine eigene Genesung verantwortlich ist. Aber wie kann ein Mitglied eines sorgenden und helfenden Berufsstandes tatenlos zusehen, wenn der Patient falsche Lösungen anstrebt? Die

Aussicht auf ein solches Verhalten bringt einige von uns dazu, sich schützend gegenüber den Patienten zu verhalten. Täte man dies nicht, wäre man unverantwortlich, verhält man sich jedoch so, kann dies als Bevormundung erlebt werden. In Wahrheit ist dies ein Spiel ohne Gewinner. Selbstverständlich unterstützen wir Selbsthilfe, aber gibt es da auch noch einen Platz für die Anweisungen des Arztes? Gibt es nicht in Wirklichkeit doch einige Patienten, die zeitweise eine Autorität benötigen? Ist es möglich, dies ohne Unterstützung zu erreichen?

Eine andere potentielle Konfliktursache für den Arzt ist die Konzeptualisierung des Ablaufs der Konsultation. Da normalerweise der Patient das Gespräch eröffnet, bestimmt er möglicherweise auch dessen Ablauf. Der Arzt möchte andererseits auch bestimmte Fragestellungen einbringen, die z.B. etwas mit Präventivmedizin zu tun haben oder auch mit anderen Dingen, die Aufmerksamkeit beanspruchen, aber vom Patienten ignoriert werden. Jeder Arzt muß entscheiden, inwieweit seine Fragestellung einen Rückschritt in die übliche medizinische Versorgung darstellt, inwieweit er also vermeidet, beharrlich die schwierigere Exploration in dem von dem Patienten vorgegebenen Rahmen fortzuführen. Er muß auch, unter Einbeziehung eigener beruflicher Wertvorstellungen, entscheiden, inwieweit er sich eher abwartend und vorsichtig, wie bei einer seelsorgerischen Haltung, oder entsprechend dem Bedürfnis des Patienten, zustimmend verhält.

Noch zerstörerischer als ein offener Konflikt ist eine Kollusion zwischen Arzt und Patient darüber, daß bestimmte Bereiche ausgeklammert werden. Es ist ein unverzichtbarer Teil der Ausbildung in Gesprächsführung, daß der Arzt lernt, auch den Mut zu finden, solche empfindsamen Punkte aufzugreifen. Oft wird er dafür von dem Patienten gescholten oder bekommt auf die Finger geklopft. Diese Erkenntnis kann aber auch zu einer irreführenden Erfahrung für den Arzt werden, da derselbe Patient bei einer späteren Gelegenheit die Notwendigkeit der Nachfrage erkennt und dann auch wirklich nachfragt.

Die traditionelle medizinische Einstellung gegenüber Gefühlen ist durch eine vorsichtige Distanzierung charakterisiert, eine Technik des Sich-nicht-berühren-lassens. Die Gefühle des Patienten wurden als Ablenkung betrachtet, die die eigentlichen medizinischen Angelegenheiten störten. Ebenso wie die Gefühle des Arztes lagen sie außerhalb der normalen Grenzen des Verständnisses, und ihre Existenz wurde massiv verneint. Bei der Aufhebung dieser strengen Einstellung war es unvermeidlich, daß das Pendel nun zu weit in die entgegengesetzte Richtung ausschlug, so daß nun Offenheit, Nähe, Intimität und das Zeigen der Gefühle als Schlüssel für erfolgreiche Arzt-Patienten-Beziehungen angesehen wurden.

Vielleicht ist die Erfahrung, sich zu verbrennen, kein schlechter Weg, um zu entdecken, daß man zu nah am Feuer ist. Schon immer sind sich erfahrene Ärzte der Bedeutung des optimalen Abstands, welcher von Patient zu Patient und noch verwirrender beim selben Patienten von Zeit zu Zeit variiert, bewußt. Trotz dieser Distanz, oder besser gesagt wegen ihr, ist es möglich, ein professionelles Interesse und Respekt für die andere Person beizubehalten.

Eher ein Suchtest für die Qualität der Arzt-Patient-Beziehung dürfte der Grad der Ehrlichkeit sein. Wiederum sind völlige Offenheit und Ehrlichkeit keine normalen Grundzüge der Arzt-Patient-Beziehung (auch nicht von anderen Beziehungsformen), und wir müssen nach realistischeren Kriterien Ausschau halten. Ein bedeutsames und sehr wichtiges Kriterium für unsere Arbeit scheint uns in der Entwicklung des Konzepts der Verwendung des Arztes durch den Patienten zu bestehen. Von jemand verwendet zu werden, klingt etwas herabwürdigend, die Angst vor dieser Ausdrucksweise ist jedoch zurückgegangen, da damit eine angemessene Beschreibung möglich ist, und in der Tat wird auch die Logik dieser Ausdrucksweise akzeptiert. Diese beinhaltet eine völlige Verschiebung des in unserem Beruf früher üblichen Vertrauens (und der nachdrücklichen Betonung) auf die Zustimmung des Patienten in Richtung der Erkenntnis, daß letztendlich, ob der Arzt will oder nicht, der Patient die Richtung bestimmt.

Eine weithin akzeptierte Beschreibung der Tätigkeit des Allgemeinarztes beinhaltet auch die Feststellung, daß der Arzt bei jedwedem Problem, vor das ihn der Patient stellt, zu einer Entscheidung kommen sollte. Oft genug lautet diese Entscheidung, sich nicht verwickeln zu lassen, und der Allgemeinarzt hat viele Möglichkeiten, ein Engagement bei der Behandlung gestörter Patienten zu vermeiden. (Auch unsere fachärztlichen Kollegen haben ihre Ausreden, indem sie den Patienten z.B. als unkooperativ, wenig bereitwillig, kaum motiviert oder widerstrebend bezeichnen.) Es ist manchmal schwierig, sich daran zu erinnern, daß die wichtigste Sache für den Patienten ist, die Gelegenheit zu haben – wenn auch stockend –, seinen Fall vortragen zu können. Ein wichtiger Beitrag des Arztes zu einer erfolgreichen Beratung besteht dann darin, daß er in der Lage ist, eine Atmosphäre zu schaffen, in der der Patient sich sicher genug fühlt, in dieser Weise über sich sprechen zu können.

In früheren Beschreibungen wurde der Arzt als Ratgeber, Philosoph und Freund angesehen. Über die Arbeitsweise des Allgemeinarztes erhält man wohl kaum einen besseren Überblick als gerade durch die Beschäftigung mit der facettenreichen Rolle im ärztlichen Gespräch. In erster Linie (in den Augen des Patienten) gibt der Arzt Ratschläge bei medizinischen Angelegenheiten. Er ist nicht nur ein Versorger, Verschreiber, Verwalter oder Organisierer, sondern ein medizinischer Ratgeber. Indem er dem Patienten behilflich ist, Einsicht zu gewinnen, vermittelt er, ohne sich aufzudrängen, ein Gefühl für bestimmte Werte. Nach Michael Balint ist der Arzt ein Lehrer, der seinen Patienten u.a. ein Verständnis dafür beibringt, was getragen und (auch wenn es heute nicht mehr zeitgemäß erscheint) ausgehalten werden muß (Balint 1957). Der Patient wünscht eine freundschaftliche Beziehung zu seinem Arzt. Und ein wahrer Freund zu sein heißt auch, ein aufrichtiger Freund zu sein.

Mit der Übernahme der Psychoanalyse als ein Modell für die Art und Weise, wie Allgemeinärzte ihre psychotherapeutische Arbeit erledigen, wuchs auch die Überzeugung, daß ein Arzt vermeiden sollte, seine Gefühle zu zeigen. Für einen Allgemeinarzt, der zugleich auch Freund seiner Patienten ist, sind jedoch Leidenschaftslosigkeit und Unerforschlichkeit keine besonders angemessenen Haltungen, und die Patienten würden dadurch häufig aus dem Konzept gebracht werden oder sogar Angst bekommen. Im Gegensatz dazu kann der Arzt, der z.B. seine Enttäuschung und Abneigung nicht versteckt, in Wirklichkeit vielleicht eine fruchtbarere Beziehung zu seinen Patienten entwickeln, als wenn er sich äußerlich tolerant geben würde, während er eigentlich aufgebracht und ärgerlich ist.

Eine gute Beziehung zeigt sich daran, daß sie Ehrlichkeit von beiden Seiten vertragen kann. Natürlich zu sein, ist vermutlich sicherer, als es sich viele Ärzte vorstellen können. Die Patienten sind gegenüber den Verhaltensweisen des Arztes toleranter und anpassungswilliger, als wir es ihnen zutrauen.

In jedem Fall ist die intuitive Reaktion des Arztes oft der mühsam erarbeiteten, ausgeklügelten und kontrollierten Bemühung überlegen, mit der manche Ärzte ehe mechanisch versuchen, ihre Weiterbildungskenntnisse zu nutzen.

Ein weiterer geläufiger Trugschluß zeigt sich darin, wie hoch Genauigkeit und Klarheit des Arztes im Hinblick auf eine „gute Kommunikation" bewertet werden. Dabei ist es möglich, daß die Patienten mit Tatsachen überlastet und durch Erklärungen verwirrt werden. Dagegen kann es durchaus positiv verstanden werden, wenn sich der Arzt eher vage, provisorisch, spekulativ oder sogar mehrdeutig äußert. Wenn der Patient um Erklärung bittet, muß die Bedächtigkeit des Arztes keineswegs ausweichend erscheinen. Vielleicht ist er tatsächlich nicht ganz sicher, was er wirklich meint, und vielleicht hat der Patient inzwischen verschiedene Einfälle, angeregt durch dieses Verhalten des Arztes, die ihn weiterbringen.

Die von vielen Patienten gewünschte Rückversicherung hat unter Balint-trainierten Ärzten einen ziemlich schlechten Ruf, aber sie hat eine große Bedeutung im Beratungsgespräch. Dennoch gibt es einen wichtigen Vorbehalt: Der Arzt sollte zunächst genau die Ursache der Sorgen des Patienten herauszufinden versuchen oder wenigstens die Begleitumstände verstehen. Nur wenn diese spezifische, u.U. auch irrationale Befürchtung zum Vorschein kommt, kann eine angemessene Rückversicherung gegeben werden. Mit anderen Worten: *erst* die Diagnose und *danach* die Behandlung. Für eine joviale, sich anbiedernde und zudeckende Beruhigung ist genausowenig Platz wie für irgendeine andere tölpelhafte Behandlung.

In Balint-Gruppen trainierte Ärzte gehörten zu den ersten, denen es wichtiger war, „da zu sein", als ständig etwas zu „machen". Aber die Bedeutung, die es für den Patienten hat, wenn der Arzt „da ist", ist ursprünglich stark unterschätzt worden. Ärzte bemühen sich ständig, die richtigen Dinge zu sagen, die richtigen Geräusche zu machen, die richtige Antwort zu geben, und in dieser Weise fühlen sich viele von uns befangen. Die Begeisterung für das Reden kennt offensichtlich keine Grenzen, und es wird, ohne je daran zu zweifeln, geglaubt, daß man Patienten alleine durch das Gespräch von ihren Sorgen befreien könnte. Ein Beispiel dafür ist eine Beratungstechnik, die als angemessen für die Allgemeinpraxis gilt. Dabei geht es darum, irrationale Überzeugungen, die den Patienten aufregen, herauszufinden (z.B. über die Unerträglichkeit ihrer Ehegatten, oder wie nutzlos sie selbst sich fühlen), und dann über diese fälschlicherweise aufrechterhaltenen Vorstellungen zu diskutieren. Es wird angenommen, daß eine durch den Arzt geführte erfolgreiche Diskussion in der Lage sei, irrationale in rationale Überzeugungen zu verwandeln und es danach zu einer Veränderung im Verhalten und Empfinden kommt (Tutton u. Dryden 1983), eingedenk der Tatsache, daß dies dann ohne jeden Zweifel jeden Tag in verschiedenster Weise vorkommen wird.

Dennoch ist es nicht mehr, als die Anwesenheit des Arztes, wodurch dieses Problem gelöst wird (zugegebenermaßen kann es z.B. manchmal sein, daß der Arzt mit anderen Gedanken befaßt ist oder sich aus irgendwelchen Gründen aus dem Kontakt ausgeklinkt hat, und dennoch macht der Patient begeistert weiter). Was wirklich für den Patienten zählt, ist die Offenkundigkeit, daß sein Arzt ihm Aufmerksamkeit schenkt, nicht nur akustisch wahrnimmt, sondern zuhört, daß jemand zuverlässig zur Verfügung steht, ohne irgend etwas besonders zu machen oder zu sagen. Die Botschaft für uns Ärzte ist also klar: Wenn möglich, verstehe deine Patienten, wenn es sein muß, liebe sie auch. Aber nimm sie um Himmels Willen zur Kenntnis.

2. Phantasie oder Wirklichkeit?

JOHN SALINSKY

Wie arbeiten Balintgruppen-trainierte Ärzte wirklich? Darüber scheint es eine ganze Menge gängiger Mißverständnisse zu geben. Im allgemeinen wird ein Arzt, wenn man ihn in seiner Praxis nach Balint-Arbeit fragt, vielleicht folgendes sagen:

> Ich habe ein Buch von Balint während meiner Ausbildung gelesen. Sicherlich sehr interessant, aber doch nicht praktikabel, oder? Manche Ärzte sind ganz begeistert davon und treffen sich in Gruppen, aber das geht sowieso nur in Großstädten. Wenn ein Patient immer wieder mit gewöhnlichen Beschwerden in die Praxis kommt, dann neigen sie dazu, anzunehmen, er habe ein sexuelles Problem, und ein Balint-trainierter Arzt wird versuchen, dem auf den Grund zu gehen. Er wird den Patienten außerhalb seiner Sprechzeiten einbestellen und lange Sitzungen mit ihm abhalten, die sich mit dessen Kindheit und Ähnlichem befassen. Diese Ärzte machen geltend, daß ihre Arbeitsweise letztendlich Zeit spart, da die Patienten aufhören, mit ihren Klagen, Beschwerden und Halsschmerzen zum Arzt zu kommen, wenn er ihnen gezeigt hat, was in Wirklichkeit nicht mit ihnen stimmt; ich selbst glaube das aber nicht. Verstehen Sie mich bitte richtig, ich meine nicht, daß es Blödsinn ist. In Wirklichkeit benutze ich selbst zeitweise die Balint-Methode, aber nur wenn es gerade paßt. Heutzutage gibt es so viele andere verhaltenstherapeutische Techniken, die man benutzen kann, oder man kann die Patienten zu einer Beratungsstelle oder einem Psychologen schicken.

Dies klingt, zugegeben, ein bißchen wie eine Karikatur. Der Balint-trainierte Arzt wird dargestellt, als habe er ein klares Verständnis von Patienten mit langweiligen körperlichen Symptomen und wendete eine spezielle psychiatrische Interviewtechnik an, um zu einer psychologischen, vorzugsweise sexuellen Diagnose zu kommen. Es wird erwartet, daß eine korrekte Interpretation zu einer sofortigen Heilung führt. So ist es nicht verwunderlich, wenn der Allgemeinarzt darauf skeptisch reagiert. Dabei unterscheidet sich die Erfahrung, die man in einer Balint-Gruppe macht, sehr von der o.g. Meinung. Sie ist weniger sensationell und aus dem gewöhnlichen ärztlichen Tun heraus besser nachzuvollziehen.

Nachfolgend der erste von drei Fallberichten, die in unserer Gruppe vorgestellt wurden. Die Fallschilderungen stützen sich auf ausgewähltes Material aus der Niederschrift des Berichts des Arztes über den Patienten.

ALISON

Sie ist eine junge Frau, ziemlich schmal, etwas unordentlich mit strähnigem Haar und wirkt etwas schmuddelig. Sie hat zwei Kinder, sieht aus wie 18 oder 19, ist aber tatsächlich 31 Jahre alt. Ich sah sie bisher dreimal. Zum ersten Mal kam sie im letzten April und beklagte sich über Müdigkeit und daß sie schmerzhafte Blutungen habe und machte sich allgemein Sorgen über sich und ihre Ehe. Es war jede Menge sentimentaler und unglücklicher Kram. Ich sah sie einige Wochen später wieder, als sie viel mehr über ihre körperlichen Symptome klagte, über ihre Schmerzen und Nöte, daß es unmöglich sei, sexuellen Kontakt zu haben, da ihr dieser so sehr weh täte. Die Patientin weinte, wirkte depressiv, dabei mußte sie arbeiten, ihr Beruf war ihr wichtig und alles war schwierig. Zu diesem Zeitpunkt war ich unsicher, ob sie körperlich krank oder emotional aufgeregt war. Ich nahm ihr für eine Blutuntersuchung Blut ab und gab ihr etwas Mianserin (ein Antidepressivum), um mich in beiden Richtungen abzusichern. Nach einigen Wochen kam sie wieder und fühlte sich besser, hatte allerdings die verordneten Tabletten nicht weiter eingenommen, da diese sie aufgeregt hätten. Ich schlug ihr vor, in einem Monat wiederzukommen, aber sie kam diese Woche wieder und dann erst acht Wochen später. Es war ein Montagmorgen, alles lief etwas gehetzt ab, da wir zeitlich etwas in Verzug waren. Das ganze Interview dauerte ungefähr zehn Minuten. Sie beklagte sich über Augenschmerzen, und ich riet ihr, das Rauchen aufzugeben. Ich hatte das Gefühl, ihr nur Plattheiten zu sagen, und sie reagierte mit entsprechender Verärgerung. Aus diesem Grund schwieg ich für einen Moment, und dann begann sie darüber zu sprechen, wie unausgeglichen sie sich fühlte. Ihr Ehemann sitzt bis spät abends an seinem Home-Computer. Sie sagte: „Ich bin ganz einverstanden damit, aber problematisch ist, daß ich weiterhin solche Gefühlsausbrüche habe. Ich verliere die Kontrolle über mich und hasse die Kinder, ich schreie meinen Ehemann an, meine aber etwas ganz anderes. Mein Ehemann ist ein gutmütiger Kerl, er leidet mit mir, wenn ich unglücklich bin, und es ist nicht fair, ihn so zu behandeln. Wir haben seit fünf Monaten keine sexuellen Beziehungen mehr gehabt, und es macht mir auch keinen Spaß."

Sie war ganz traurig, und ich dachte: „Mein Gott, ein unglückliches Mädchen, die nicht einmal für irgend jemand etwas Vernünftiges tun kann." Ich hatte das Gefühl, daß sie sich an mich drücken wollte, aber ich sollte dabei passiv bleiben. Ich sagte also etwas darüber, wie ihre Stimme klinge, als ob sie sich unsicher und unglücklich empfände und sich wegen ihrer Nutzlosigkeit sehr beschämt fühlte. Dies war tatsächlich eine hilfreiche Bemerkung, denn sie begann über die angenehmen Seiten ihrer beruflichen Arbeit zu sprechen. Sie ist eine im Beschaffungswesen tätige Beamtin, in ihrem Beruf sehr kompetent, und sie kommt nach Hause und könnte als Hausfrau genauso kompetent sein, aber dann sind Ehemann und Kinder von ihr abhängig, und sie ärgert sich über Leute, die sich auf sie verlassen. Sie sagte: „Ich möchte das unterdrücken, aber ich kann es nicht." Mein Gefühl sagte mir, daß sie, während sie sich darüber ärgerte, daß andere von ihr abhängig waren, sich selbst in einer ausgesprochen abhängigen Weise mir gegenüber verhielt, und dies zeigte ich ihr. Dann sagte ich: „Sie wissen, daß Sie mir im gewissen Umfang etwas über sich erzählt haben. Was würden Sie sich nun wünschen? Was wünschen Sie sich von unserer Beziehung? Würden Sie gerne wiederkommen?" Sie sagte: „Sehen Sie, ich denke, wir haben einiges Hilfreiche besprochen, und ich werde nicht wiederkommen, außer wenn ich es möchte. Kann ich nun gehen und darüber nachdenken?" Und ich sagte: „Sicher, Sie können kommen, wann Sie wollen." Das war das Ende des Interviews. Es war ein ziemlich unstrukturiertes Interview, bei dem aber irgend etwas hilfreich gewesen zu sein schien.

Was können wir daraus folgern? Gewiß ist das, was in zehn Minuten zueinander gesagt wurde, nicht vergleichbar mit einer langen und tiefschürfenden Analyse. Der Arzt wendet keine spezielle Technik an, er spürt einfach, daß er ein bißchen anmaßend ist, entscheidet sich, den Mund zu halten und zuzuhören. Danach fühlt sich Alison frei genug, um über ihre Enttäuschungen zu reden. Sie möchte sich nicht gerne als emotionale Stütze für ihre Familie fühlen, und der Arzt zeigt ihr dann, daß sie möchte, daß er dasselbe bei ihr tut. Anstatt sie mit weiteren Interpretationen unter Druck zu setzen und vielleicht ihr Bedürfnis, sich unabhängig zu fühlen, zu gefährden, erlaubt ihr der Arzt, wieder zu gehen und darüber nachzudenken, ob sie wiederkommen und auf welche Weise sie von seiner Hilfe Gebrauch machen möchte. Es gibt keinen Schlußsatz, keinen Ratschlag, auch keine Verschreibung und keine Zurückweisung. Es ist jedoch eine Veränderung in der Arzt-Patient-Beziehung eingetreten. Sie haben sich angenähert und sind offener miteinander gewesen. Der Arzt verspürt mehr Wärme und Respekt für sie, weil er sie nun ausgewogener sehen kann. Die Patientin realisiert, daß der Arzt auf etwas Wichtiges in ihrer Person reagiert hat.

In der nachfolgenden Gruppendiskussion gab es großes Interesse daran, ob die Patientin ihr Verhalten als Ergebnis des Interviews ändern würde, ob und in welchem seelischen Zustand sie zum Arzt zurückkommen würde.

Im zweiten Beispiel wurde eine qualitative Änderung der Arzt-Patient-Beziehung offensichtlich durch zufällig mit Getöse auf den Fußboden fallende Schalen ausgelöst.

EDNA
Diese verwitwete Dame ist mir seit 20 Jahren bekannt. Sie ist nun 76 Jahre alt, ich weiß nicht genau, wie häufig sie in die Sprechstunde kommt, aber im Laufe der Jahre war sie sicher mehr als hundertmal da. Auch ihre Tochter und ihr Enkel sind meine Patienten. Sie löst eine Menge negativer Gefühle in mir aus. Ich hatte Phasen, während denen ich schrecklich energisch war und mich bemühte, darauf einzuwirken, daß sie sich zusammennahm, aber jetzt bin ich meist frustriert und verärgert und fürchte mich eher davor, wenn sie aufdreht. Sie leidet unter einer ganz schlimmen genuinen rheumatoiden Arthritis. Die Linderung ihrer Beschwerden machen ihr endlose Probleme. Gegenwärtig klagt sie am meisten über hohen Blutdruck, und sie kommt regelmäßig wegen Tabletten und um sich den Blutdruck messen zu lassen. Vor 10 Tagen kam sie herein, und durch ihr Benehmen fühlte ich mich ein bißchen irritiert. Da ich das Gefühl hatte, alles Mögliche für sie getan zu haben, schienen wir nicht weiterzukommen, und sie saß vor mir und sah schrecklich unglücklich und erschöpft aus. Ich denke, an diesem Morgen war es ihr schwindlig, aber in letzter Zeit ist es ihr häufig schwindlig gewesen, weswegen ihre Tabletteneinnahme verändert wurde, und sie fühlt sich etwas mehr oder weniger schwindlig, ohne daß es am Ende einen Unterschied macht.

Jetzt fällt mir ein, sie dachte, daß sie etwas Zerumen in ihrem Ohr hätte. Als ich zu meinem kleinen Tablett ging, um das Otoskop zu holen, fühlte ich mich etwas komisch, und einige Dinge fielen herunter. Meine Irritation war offensichtlich, und sie kicherte. Plötzlich sah sie viel jünger aus, viel mehr wie ihre Tochter. Ich äußerte mich entsprechend dazu, und sie begann mir alles über den Krieg zu erzählen, als die Kinder evakuiert wurden und sie als Putzfrau in der alten Ostend-Entbindungsklinik tätig war, und sie berichtete über eine Menge amüsanter Dinge, die damals passierten. Ich selbst hatte vor vielen Jahren im Rahmen eines langen Interviews sie zu bewegen versucht, darüber zu sprechen, jedoch ohne Erfolg, und es war mir niemals mehr gelungen, sie zu veranlassen, über die Vergangenheit zu reden. Es war das erste Mal in 20 Jahren und nach über 100 Gesprächen, daß sie über irgend etwas anderes als ihre Symptome redete. Als die Kinder evakuiert worden waren, ging sie nach Bournemouth, war für eine Zeitlang bei einem Geistlichen und dann bei einem Arzt beschäftigt, und sie war sicher, daß aus diesem Grund ihre Tochter Kathleen solch gute Manieren hatte. Sie setzte das Gespräch über mehr als 20 Minuten fort, wollte nicht mal ein Rezept und ging. Seither habe ich sie nicht mehr gesehen. Aber dies war ein völlig anderes Gespräch als diejenigen, die ich bisher mit ihr hatte. Das schien dadurch ausgelöst worden zu sein, daß ich an einen Stapel Nierenschalen gestoßen war!

Der Beginn war wie bei jedem anderen bisher langweiligen und frustrierenden Beratungsgespräch. Die Ärztin hatte alles versucht, einschließlich der Balint-Methode und mittels langer Interviews, die Patientin zu verstehen. All dies hatte am Unglück und an den Klagen der Patientin nichts geändert. Plötzlich fallen die Schalen herunter, die Ärztin verliert für einen Moment ihr seelisches Gleichgewicht, die Patientin kichert, sieht jünger aus, und in dieser Situation ist es möglich, sich menschlicher und natürlicher zu begegnen. Die Patientin beginnt in einer völlig neuen Art und Weise über sich zu reden, und die Ärztin hört ihr aufmerksam zu. In der Gruppendiskussion wurde die Ärztin gefragt, welche verschiedenen Strategien sie in der Vergangenheit angewendet hätte, um bei Edna anzukommen. Sie erwiderte, daß sie mit ihrem bisherigen klinisch korrekten und helfenden Verhalten der Patientin offenbar keine Freude machen konnte. Jetzt sagt sie: „Ich bin neugierig geworden, und warte gespannt auf das nächste Mal, wenn sie kommt." Die Gruppe fragte sich, ob Edna nun eine andere Sichtweise ihrer Ärztin habe und wie man davon Gebrauch machen könnte. Einige meinten, daß es besser sei, nicht zuviel zu versuchen. Die Ärztin sollte mit dem Gefühl zufrieden sein, daß die nächsten 20 Jahre mit Edna vielleicht leichter zu ertragen sind.

MICHAEL
Michael ist 48 Jahre alt und ein sehr verhalten sprechender Ire, ruhig, mittelgroß, mit grauen Haaren, Brille, ziemlich unscheinbar. Ich hatte ihn nie zuvor gesehen; nur seine Patientenkarteikarte lag vor mir. Ich fühlte mich etwas unter Druck, so daß ich nicht nachschaute, was seit längerer Zeit mit ihm los war. Ohne Umschweife sagte er mir sofort, daß er seit zehn Jahre unter einer Klaustrophobie leide und eine Überweisung wünsche, um irgendwo behandelt zu werden. Die Beschwerden hätten vor zehn Jahren begonnen, nachdem er in einer U-Bahn für eine Stunde eingeschlossen war, und in den nachfolgenden Wochen habe er zunehmend Schwierigkeiten bekommen, verschiedenste Verkehrsmittel zu benutzen. Er konnte in keinem Auto hinten Platz nehmen, wenn es kein viertüriges Modell war. Einmal im Jahr fliegt er, prämediziert mit Librium, in den Urlaub. Ich hatte das Gefühl, daß er vielleicht homosexuell sein könnte. Ich fragte nach seiner Familie und erfuhr, daß er eine Frau und einen erwachsenen Sohn hat. Er erwähnte Hypnotherapie, und ich bestätigte, daß dies eine Möglichkeit sei, aber ich dachte, daß Verhaltenstherapie vielleicht nützlicher wäre und erwähnte das Maudsley-Hospital. Ich begann ihm eine Überweisung zu schreiben, und er sagte, er bemerke, daß ich in Eile sei, und er würde die Überweisung in einem oder in zwei Tagen abholen. Dies überraschte mich, da meine Patienten gewöhnlich nicht so rücksichtsvoll sind. Deshalb sagte ich ihm, er solle beim Maudsley-Hospital nachfragen und sehen, ob er dort angenommen wird. Einige Wochen später kam er wieder und berichtete, daß das Krankenhaus nicht in der Lage sei, ihm in den nächsten Monaten eine Behandlung anzubieten, aber er sollte in der Zwischenzeit zu jemand anderem gehen.

Gewöhnlich schreibe ich meine Briefe handschriftlich, während der Patient wartet. Ich dachte, ich schreibe etwas ausführlich und erfrage etwas mehr über seine Erfahrungen. Woher kam seine Phobie? Und er erzählte mir etwas mehr über den Beginn, als er sich in einem überfüllten Zug befand, der für eine lange Zeit in einem Tunnel anhielt. Es wurde immer heißer und heißer, und er begann, sich schwach zu fühlen. Er fürchtete, die Kontrolle über sich zu verlieren. Eine Frau war da, die in gewisser Weise die Kontrolle verlor. Sie kam in einen agitierten Zustand, zog ihre Schuhe aus und begann an die Scheiben zu hämmern, dies machte offensichtlich einen großen Eindruck auf ihn. Ich sagte zu ihm: „Warum ist es so wichtig, die Kontrolle nicht zu verlieren?" Er gab mir eine ziemlich oberflächliche Antwort. Und dann sagte ich: „Warum meinen Sie, habe ich Ihnen diese Frage gestellt?" Er sagte: „Ich meine, Sie denken ... was denken Sie, wer ich bin? Bin ich so wichtig, daß es bedeutsam ist, wenn ich die Kontrolle verliere?" Das faszinierte mich irgendwie, daß er womöglich dachte, ich wollte irgend etwas über ihn herausbekommen. Ich sagte, daß ich dies nicht so tadelnd gemeint hätte, ich sei jedoch erstaunt, wie er es aufgefaßt habe. Er berichtete weiter, daß er, als er noch sehr jung gewesen sei, Angst gehabt habe, einen Schwächeanfall zu erleiden, und bei mir stellte sich das Bild einer großen irischen Familie ein, die sonntagsmorgens ohne Frühstück in die Messe geht. Sehr häufig habe er sich schwach gefühlt und gedacht, daß es sehr wichtig sei, die Kontrolle nicht zu verlieren. Tatsächlich hielt er sich an sich selbst fest, so daß er gegenwärtig nicht in die Kirche gehen konnte. Ich hatte mehr oder weniger meinen Brief geschrieben, aber ich hörte zu schreiben auf, während diese besondere Auseinandersetzung zustandekam. Ich sagte zu ihm: „Nun, ich werde diesen Brief zu Ende schreiben, und es wird wohl besser wirken, wenn ich ihn wegschicke und darum bitte, Ihnen einen Termin zu geben."

Danach sagte er: „Nun, wenn Sie Zeit haben, es gibt da noch ein oder zwei andere Dinge." Er fragte mich, ob ich damit einverstanden wäre, daß er zu joggen beginnt. Ich maß seinen Blutdruck, der in Ordnung war, und sagte, er könne anfangen zu joggen, sollte aber behutsam beginnen. Dann sagte er: „Es gibt da noch eine Sache, aber vielleicht würde es besser sein ... würden Sie meinen, ein Arzt sollte sich das ansehen?" Ich sagte: „Nun, was ist es denn?" Und er sagte, er hätte eine Schwellung an seinen Hoden. Ich sagte: „Sehen wir nach." Ich untersuchte ihn; er hatte eine leichte Verdickung des Nebenhodens, vielleicht eine kleine Zyste, aber es schien mir nicht von großer Bedeutung zu sein, so daß ich sagte: „Ich lasse das für einen Moment auf sich beruhen und untersuche es noch einmal in zwei oder drei Wochen." Und damit war das Gespräch zu Ende. Alles in allem dauerte es ungefähr zehn Minuten.

Wenn wir die Geschehnisse des zweiten Gesprächs verfolgen, zeigt sich, daß die Ärztin anfänglich ein oder zwei Fragen stellte, nur um ihren Überweisungsbericht etwas ausführlicher zu gestalten. Danach ist sie erstmal von der Furcht des Patienten, seine Kontrolle zu verlieren und dann durch sein Gefühl, unbedeutend und ohne Wirkung auf sie zu sein, betroffen. Er war als reale Person, die sich verletzt fühlen kann, in den Blickpunkt gerückt. Der Patient scheint bemerkt zu haben, daß er bei der Ärztin zunehmend besser ankommt, und ist dadurch fähig, ganz frei über seine Kindheit zu berichten. Es ist ihm wichtig, ihr über einige körperliche Beschwerden zu berichten, und er offenbart ihr Ängste über seine Genitalorgane. Allgemeine Zustimmung fand die Auffassung, daß die Ärztin sich mehr interessierte und der Patient ihr mehr vertraute. Die populäre Vorstellung über das Verhalten eines Balint-trainierten Arztes in dieser Situation geht vielleicht dahin, daß er die sexuellen Phantasien des Patienten untersuchen würde. Dagegen war diese Ärztin mit der Entwicklung einer Beziehung zufrieden, in der dieser ängstliche und ablehnende Patient sich in der Lage fühlte, unbeschwerter von sich zu sprechen.

Welche Auskunft geben uns diese drei Fallbeispiele über die drei Ärzte und ihren Arbeitsstil? Benutzen sie eine spezielle Technik, die sie befähigt, hinter die üblichen Beschwerden jedes Patienten zu sehen und sie ihm gegenüber zu interpretieren? Es sieht nicht so aus. Alle drei Ärzte scheinen sich am Beginn des Beratungsgesprächs ziemlich ohne Orientierung und hilflos gefühlt zu haben. Nach einer gewissen Zeit jedoch, gerade wenn alles ganz hoffnungslos aussieht, passiert plötzlich etwas, was den Arzt aufweckt, und er wird interessierter, weniger an der Krankheit des Patienten als sich in ihn hineinzuversetzen und ihm zuzuhören. Die Voraussetzung hierfür scheinen eher durch die Patienten als durch die Ärzte geschaffen zu werden, obwohl ihnen dies vermutlich völlig unbewußt ist. Alison sagt: „Ich bin kein mitleiderregendes Aschenputtel; ich mache meine Arbeit ziemlich gut." Edna wurde aufgerüttelt durch den Lärm der hingefallenen Schalen und den Verlust der Würde der Ärztin. Sie schien 40 Jahre jünger zu wirken und die viel lebendigere Person zu werden, die sie während des Luftangriffs war. Michael sagt (indirekt): „Ich fürchte, daß ich nicht bedeutsam genug bin, Sie für mich zu interessieren", und nach einer Weile hatte er dieses Gefühl überwunden. Nach einem dieser bedeutungsvollen Augenblicke scheint die Arzt-Patient-Beziehung im Gegensatz zu vorher, wo sie distant und formal war, dichter und verbundener zu werden. Der Arzt empfindet, daß der Patient liebenswert wird, und das bewirkt, daß man ihm Verständnis entgegenbringt und nachsichtig sein kann. Er fängt an, daran zu glauben, daß ein Fortschritt möglich ist (Alison) oder daß wenigstens die nächsten 20 Jahre mit diesem Patienten erträglicher werden (Edna). Wir wissen, was die Ärzte erfahren haben, denn sie haben darüber gesprochen. Aber wie sieht es aus der Sicht der Patienten aus? Wie können wir wissen, ob sich tatsächlich irgend etwas bei ihnen geänder hat? Ist dies in irgendeiner Hinsicht therapeutisch gewesen? Wir müssen also wissen, was in den nachfolgenden Beratungsgesprächen geschehen ist.

ALISON
Sie erschien erst zwei Monate später wieder, als sie ihren acht Jahre alten Sohn wegen der Behandlung eines Asthmas brachte. Am Ende des Beratungsgesprächs sagte ihr Arzt: „Wie stehen die Dinge?" Alison sagte: „Ja, gut", und sie fuhr fort, daß das letzte Gespräch ihr eine Hilfe gewesen wäre, sich über ihre Art, zu reagieren, bewußt zu werden, insbesondere wegen ihres Ehemanns. „Sie schien eine kompetente Mutter für ihren asthmakranken Sohn zu sein", sagte der Arzt.
Das nächste Mal erschien sie fünf Wochen später. Wiederum brachte sie ihren kleinen Sohn und fragte wegen des Umgangs mit seinem Asthma. Als dies erledigt war, bat sie ihn, draußen zu warten und fragte, ob ein Abstrich bei ihr erforderlich sei (was der Fall war). Sie klagte über Dysmenorrhö und Mittelschmerz. Zu Hause war alles gleichgeblieben, und sie und ihr Ehemann hatten selten Sexualkontakt. Sie bezog sich auf unser erstes Gespräch und sagte, sie fürchte sich, mit ihrem Ehemann über Sexualität zu sprechen, weil er in diesem Fall den wunden Punkt bemerken würde. Als sie vor fünf Wochen das letzte Mal Sexualverkehr hatten, hatte sie noch Wochen danach einen Juckreiz. Sie erhielt einen neuen Untersuchungstermin eine Woche später, um die Dinge weiter abzuklären.
Bei diesem Besuch wurde sie vaginal untersucht, und ein Abstrich wurde vorgenommen (sie war entspannt, und die Routineuntersuchung wurde ohne Kommentar abgeschlossen). Sie sah hübsch und attraktiv aus und sagte, daß sie sich viel besser fühle. Sie hatte entschieden, mit ihrem Ehemann nicht über ihr Sexualleben und ihre Beziehung zu sprechen. Ich sagte, ich hätte das Gefühl, daß sie über diese Sache mit mir nicht mehr weiter sprechen möchte, aber sofern sie später mit mir erneut dieses Problem besprechen möchte, wäre ich gern bereit, ihr dafür Zeit zur Verfügung zu stellen. Sie sagte, daß sie es bedaure, meine Zeit in Anspruch genommen zu haben, und fuhr fort, daß sie der Ehefrau eines am Ort ansässigen Allgemeinarztes, der an meinem Übungskurs teilgenommen habe, sehr nahe stünde und daß er eine hohe Meinung von mir hätte. Ich sagte ihr, daß ich ihn gut leiden könne, und das Gespräch endete in Gefühlen

gegenseitiger Sympathie und Achtung und stiller Übereinstimmung, daß die Dinge, so wie sie momentan sind, belassen werden sollen.

Eindrucksvoll an diesem Bericht ist, daß sich die Patientin selbst als der Ehefrau eines ortsansässigen Allgemeinarztes sehr nahestehend beschreibt. Unter der Oberfläche des Bewußtseins scheint damit eine Phantasie angesprochen, daß sie selbst die Ehefrau eines ortsansässigen Allgemeinarztes, d.h. ihres eigenen Arztes sei. Sie stellt sich vor, wie schön es wäre, diesem sympathischen Arzt genauso nahe wie seine Ehefrau zu sein. Dem Arzt scheinen diese unausgesprochenen Gedanken nicht bewußt zu sein, auf jeden Fall interpretiert er sie nicht. Aber das Gespräch endet mit gegenseitigen Gefühlen von Zuneigung, und Alison ist offenbar glücklicher, da sie sich verstanden und akzeptiert fühlt. Es gab keine langen Therapiesitzungen, aber irgendwie war diese überschätzte Beziehung selbst therapeutisch wirksam geworden. Sie ist regulär behandelt worden und scheint sich zufriedener zu fühlen. Es ist unklar, ob sich zu Hause irgend etwas ändern wird.

Zuletzt berichtete der Arzt, daß sie nochmals gekommen sei (mit einem kranken Kind). Dann kam sie vier Monate später wieder und fragte, ob sie und ihre Familie als Patienten bei dem Arzt bleiben könnten, auch wenn sie in eine andere Gegend in ein schöneres Haus zögen. Der Arzt erklärte, daß dies nicht möglich sei, und sie dankte ihm herzlich für seine Betreuung.[1]

EDNA

Nach einem Zeitraum von fünf Monaten gab es im Verlauf der nächsten sieben Monate noch acht Beratungsgespräche, wovon jedes etwa fünf bis zehn Minuten dauerte. Hier ist eine Zusammenfassung, etwa ein Jahr nach dem zu Beginn vorgestellten Gespräch:

Sie habe Zerumen im Ohr und Beschwerden am Knie. Die Untersuchung wurde von der Ärztin und einem Studenten durchgeführt. Edna kam la-

---

[1] Im British National Health Service (NHS) sind niedergelassene Ärzte als Angestellte jeweils für ein bestimmtes Gebiet zuständig. Wenn Patienten umziehen, wird dann zwingend ein anderer Arzt zuständig. (Insofern also keine freie Arztwahl.)

chend herein und war erfreut, daß ein Student ihr Knie untersuchte. Sie war freundlich und gesprächig.

Zwei Wochen später: Sie war über ihre eigenen Füße gefallen, hatte Schmerzen in der rechten Schulter und im rechten Knie. Nach einer Röntgenuntersuchung im Krankenhaus wurde ihr gesagt, daß sie keine knöchernen Verletzungen habe. Darüber lachte sie gezwungen. Ihr Blutdruck ist gegenwärtig unter Kontrolle.

Die Ärztin kommentierte: „Ich habe sie nicht mehr so belastend erlebt. Sie ist viel herzlicher und offener. Sie kommt zwar noch genauso häufig, aber aufgeschlossener und weniger quälend. Sie scheint nun bereit zu sein, mir ihre unterschiedlichen Seiten zu zeigen."

MICHAEL
Er kam nach zwei Wochen zu einer Nachuntersuchung seiner Hoden. Es fanden sich zwei oder drei leicht verhärtete Stellen an den Nebenhoden, genau wie zuvor, und ich sagte ihm, ich würde ihn deswegen zu jemand anderen überweisen. Während er sich wieder anzog und ich meine Hände wusch, dachte ich daran, die Gelegenheit wahrzunehmen, um ihn zu fragen, ob es irgendwelche Probleme beim Sexualverkehr mit seiner Ehefrau gäbe. Ich vermute, daß ich herausfinden wollte, ob er überhaupt Sexualverkehr mit ihr hat. Er sagte sofort: „Nein, es ist alles in Ordnung." Ich denke, ich habe zweimal gefragt. Am Ende setzte ich mich hin und schrieb den Arztbericht für die Überweisung und ließ es damit bewenden.

Die Gruppenmitglieder waren alle ziemlich enttäuscht, daß dieser Patient sich entzogen hatte und sich nicht mehr so entspannt und frei wie im Erstgespräch fühlte. War es falsch, daß die Ärztin ihn in dieser unaufrichtigen Weise über seine Sexualität ausgefragt hatte? Hat er sich verschreckt gefühlt? Es wurde spekuliert, wie dies zu Michaels Angst vor Kontrollverlust paßt. Die Ärztin hatte das Gefühl, daß sie sich zu ungeduldig und zu provisorisch verhalten habe, zu sehr dem Wunsch der anderen Gruppenmitglieder verpflichtet, mehr Details zu hören. Am Ende der Diskussion sagte jemand: „Sie haben Einfühlungsvermögen für Religion, aber nicht für Sexualität."

Einen Monat danach suchte Michael die urologische Klinik auf, wo eine kleine Zyste am Nebenhoden gefunden wurde. Er ging zum Maudsley-Hospital, wo man ihm eine Verhaltenstherapie anbot, aber er entschied, damit aufzuhören. Neun Monate später konsultierte er den ärztlichen Kollegen seiner Ärztin (in derselben Praxis), da seine Klaustrophobie zugenommen hatte. Er wurde mit Desensibilisierung und Antidepressiva in einem anderen Krankenhaus behandelt, war mehrere Monate arbeitsunfähig erkrankt, erfuhr jedoch nachfolgend Besserung und kehrte, nach den Angaben seiner Frau, die die Ärztin gelegentlich sah, zur Arbeit zurück. Die Ärztin hatte Michael nicht mehr gesehen und kommtentierte: „Er hat verschiedene Ärzte in der Praxis in Anspruch genommen, und ich denke nicht, daß er irgendeine besondere Bindung hat. Das anfängliche Beratungsgespräch scheint keine dauerhafte Bedeutung gehabt zu haben."

Diese weitergehenden Berichte scheinen zu einem möglichen Erfolg, einer mittelmäßigen Verbesserung und einem Fehlschlag geführt zu haben. Kein besonders erfolgversprechendes Ergebnis, wenn man die Sache richtig betrachtet, aber ich denke, eine solch oberflächliche Zusammenfassung würde ganz irreführend sein. Es ist nur der phantasierte „Balint-Doktor", der beansprucht, seine Patienten durch Interpretation ihrer Symptome zu heilen. Die Ärzte in unserer Gruppe haben dies in keiner Weise versucht. Was sie machten war, die Entwicklung einer therapeutischen Beziehung zu unterstützen, so daß der Patient dann diese mehr oder weniger benutzen konnte, wie er wollte. Sie waren fähig, dies geschehen zu lassen, da sie am Leben ihrer Patienten und an dem, was diese bei einem Arztbesuch vom Arzt bekommen möchten, interessiert waren. Dies ist etwas ganz anderes, als zu einer konventionellen Diagnose (ob körperlich oder psychologisch) und zu einer Behandlung in der bewährten Weise zu kommen, ob der Patient will oder nicht.

3. Systematische Untersuchung oder Zufallsentdeckung?

OLIVER SAMUEL

Was muß geschehen, damit ein Routinebesuch in der Arztpraxis sich so entwickelt, daß er bedeutungsvoller wird? Wählen Ärzte vorsätzlich Patienten aus, auf die sie mit besonderem Interesse eingehen, oder ist es etwas, was spontan passiert? Der folgende Bericht versucht zu ergründen, wie die Arbeit beginnt.

Es gibt einige vorhersagbare Eröffnungsmöglichkeiten. Vielleicht weiß der Arzt, daß der Patient z.b. vor kurzem einen Verlust erlitten hat, und zeigt ihm seine Anteilnahme, um zu sehen, ob dem Patienten ein freundlicher Zuhörer willkommen ist. Vielleicht trifft ein Patient eine bewußte und wohlüberlegte Entscheidung, Hilfe zu suchen. Manchmal haben Patienten ziemlich damit zu kämpfen, um für sich eine Lücke in der ärztlichen Routine zu finden. Ohne offensichtlichen Grund passiert gelegentlich plötzlich etwas, so daß beide – Arzt und Patient – ihre Zusammenarbeit auf einer anderen Ebene beginnen.

Einige der in unserer Gruppe berichteten Fälle werden vorgestellt, um solche Situationen zu beschreiben. Sie werden in den Worten des Arztes dargestellt, der den Patienten behandelt hat. Es werden nur die Anfänge der Fallgeschichten beschrieben, um die Eröffnungsmomente zu fokussieren. Was später passierte, ist im Anhang ausgeführt.

MRS. ISAACS
Diese alte Dame sprach ich heute in einem Altenheim. Dort gehe ich regelmäßig hin. Nachdem ich vier oder fünf Personen untersucht hatte, kam diese Frau zur Tür herein und sagte: „Es tut mir leid, Doktor, ich hatte mich nicht angemeldet, aber ich wollte Sie sprechen." Ich sagte: „Kommen Sie herein und setzen Sie sich." Sie ist eine von den Patienten, die ich seit einiger Zeit betreue, und trotzdem wußte ich noch nicht genau,

wer sie war. Mit ihrem intensiven Make-up und dem in dezenter Weise blaugefärbten Haar ist sie ziemlich auffallend. Sie ist 80 Jahre alt oder älter und sehr gepflegt angezogen. Sie war gefallen und hatte sich am Rükken wehgetan, daher fragte ich sie, wie das passiert sei. Sie hatte einen Alptraum gehabt und war aus dem Bett gefallen.

Ich hatte den Eindruck, daß ich gegen diese Darstellung nichts einwenden sollte. Aber ich war in Schwierigkeiten, weil ich mich nicht erinnern konnte, wer genau sie war. Als sie sagte: „Mein Zimmer ist schrecklich, so eng und wie eingesperrt", war es mir möglich zu fragen, um welches Zimmer es sich handelt. Beim flüchtigen Blick über die Liste der Heimbewohner fand ich schließlich ihren Namen und war in der Lage, ihr jetzt meine volle Aufmerksamkeit zu schenken und sie nach dem schrecklichen Traum zu fragen. Sie sagte: „Oh ... ich versuchte, dieser schrecklichen Einrichtung zu entkommen." Sie kommt aus den Cotswolds und hatte ein wunderschönes Zuhause. Ihr Ehemann starb, aber sie hat zwei Töchter, die sich um sie kümmern möchten, weswegen sie hier in ihre Nähe gezogen ist. Plötzlich kann sie die Wirklichkeit im Altenheim, mit all dem senilen und depressiven Gefasel um sie herum, nicht mehr aushalten. Sie sprach weiter, vergoß ein paar Tränen, und ich spürte, wie schrecklich alles für sie war. Ich war in der Lage, dies irgendwie mitzuempfinden.

Hätte der Arzt genau gewußt, wer die Patientin war, dann hätte es schwerlich einen solch dramatischen Wechsel in der Qualität des Gesprächs gegeben. Die Patientin scheint einen persönlichen Arzt nötig zu haben, der ihr behilflich ist, Gefühle von Senilität und Unerwünschtsein zu verhindern. Dem Arzt fiel ihr Name nicht ein, und er kämpfte mehr darum, in Erfahrung zu bringen, wer sie war, als herauszufinden, welche Hilfe sie brauchte. Die Patientin fühlte sich von der anonymen institutionellen Atmosphäre und der Drohung, ihre Kräfte und ihre Würde zu verlieren, überwältigt. Glücklicherweise stellte sich heraus, daß dies der Schlüssel zu ihren Alpträumen war. Arzt und Patientin machten jetzt in parallelen, sehr ähnlichen Gefühlen die Erfahrung, welche Bedeutung der Verlust der Identität für die Patientin hat. Der Arzt war fähig, ihren Namen zu nennen, der Arzt konnte wirklich zuhören, erfahren, welche Art Person sie früher gewesen war und welche Verzweiflung sie darüber verspürte, daß sie ein ziemlich anonymer Bewohner einer widerlichen Institution geworden war.

LAURA
Sie wurde mir von meinem Kollegen überwiesen, der bei der Behandlung ihrer Depressionen keine Forschritte erzielte. Ich bot ihr an, ein längeres Gespräch zu führen, um herauszufinden, was los war, und ich hatte seitdem zwei Sitzungen mit ihr und ihrem Ehemann. Sie haben ein Kind, jetzt ungefähr ein Jahr alt, und sie sind seit fünf Jahren verheiratet. Sie ist Börsenmaklerin und hat seit der Geburt des Babys halbtags gearbeitet. Sie grübelt sehr darüber nach, ob sie nun eine Geschäftsfrau oder eine Hausfrau zu sein hat, und hat sich seit der Geburt des Kindes ziemlich schlecht gefühlt. Ihr Ehemann muß arbeitsbedingt viel reisen, so daß er niemals da ist, wenn sie ihn braucht. Sie ist eine ziemlich eilige und gehetzte Person, die sich für alles verantwortlich fühlt. Sie ist ganz zwanghaft, schafft es aber in Wirklichkeit nicht, irgendeine Arbeit zu erledigen, besonders wenn ihr Ehemann nicht da ist. Sie schien zu befürchten, nicht kontrolliert zu werden, aber schien nun weniger depressiv zu sein, seit sie den Wunsch nach einem weiteren Kind zurückgestellt hatte.

Nach der ersten Sitzung bot ich an, Laura zusammen mit ihrem Ehemann zu sprechen, um herauszufinden, was zwischen ihnen passiert war und vielleicht auch, weil ich mich durch die Art, wie sie alles regelte, einschließlich ihres Umgangs mit meinen Behandlungsversuchen, abgewimmelt fühlte.

Der Ehemann schien schrecklich unempfindlich zu sein, aber sich viele Gedanken um sie zu machen, ein bißchen sentimental, aber ohne Tiefgang. Ihre Wandlung jedoch war eine richtige Überraschung. Als wir begannen, über ein weiteres Kind zu sprechen, sah sie plötzlich sehr weiblich und auch attraktiv aus. Es kam heraus, daß meine Einladung an sie beide, herzukommen, zu Hause ein Gespräch in Gang gesetzt hatte und sie nun tatsächlich dabei waren, ein weiteres Kind zu planen.

Der Arzt fühlte sich durch die Art, wie die geschäftsmäßig wirkende Patientin mit ihm umging, unbehaglich, und sie erweckte den Eindruck, als trage sie in einer ziemlich männlichen Art die Alleinverantwortung. Ihr Ehemann war ein unempfindlicher, aber liebevoller Mensch, der niemals da war, wenn er gebraucht wurde. Dennoch nahm der Arzt Laura, als sie zusammen ihre Probleme diskutierten, plötzlich anders wahr. Dies war eine neue Dimension ihrer Persönlichkeit, da der Arzt sie bisher nur als eine robust strukturierte Geschäftsfrau erlebt hatte, die in ihrem männlich-dominierten Berufsleben erfolgreich war, aber nach der Geburt depressive

Gefühle entwickelt hatte. Nun konnte er sie auch als jemand sehr Weibliches sehen, deren Dilemma in der Ambivalenz begründet lag, sich selbst zu erlauben, weiblich und empfindsam, ebenso wie geschäftstüchtig und zwanghaft leistungsfähig zu sein. Die plötzliche Beobachtung, wie unterschiedlich sie doch war, vermittelte einen bedeutsamen Einblick in ihre Schwierigkeiten und zeigte auf, worüber als nächstes geredet werden sollte, obwohl sie und der Ehemann bereits begonnen hatten, zu Hause über ihre Pläne zu sprechen. Die neue Sichtweise des Arztes brachte ihn mit ins Spiel und in näheren Kontakt mit der Wirklichkeit.

MARY
Ich behandle zwei Schwestern in meiner Praxis. Jean hat Bluthochdruck. Sie hat zwei Kinder, und ihr Ehemann hat gerade eine Vasektomie hinter sich. Ich kenne sie sehr gut. Jeans Schwester Mary hat eine leichte Wirbelsäulendeformation, und vor einiger Zeit überwies ich sie zur Physiotherapie und an einen Orthopäden, aber alles in allem kenne ich sie kaum. Alle beide sehen ziemlich ähnlich aus, und meine Sekretärin hatte mir die falschen Karteikarten gegeben. Als Mary humpelnd zu mir hereinkam, sagte ich: „Oh, meine Liebe, Sie sind nicht Jean, nicht wahr?" Und sie sagte: „Nein, ich bin Mary, Mary Brice, diejenige, die allein lebt." Obwohl sie dies ganz beiläufig erwähnte, nur damit sie als die Alleinstehende identifiziert werden konnte, hatte ich das Gefühl, irgendwie von ihr eine bedeutsame Mitteilung erhalten zu haben, ohne daß sie sich dessen bewußt war.

Die Patientin bemerkte, daß sie dem Arzt als Jeans Schwester, einer ziemlich unscheinbaren, hinkenden Frau, bekannt war. Vermutlich erlebten sie andere in ähnlicher Weise. Sie klagte über Müdigkeitsgefühle und Rückenschmerzen, aber der Arzt hätte vielleicht die darunterliegende Depression übersehen, wenn er die traurige Feststellung, die in den Worten „ich bin diejenige, die allein lebt", nicht wahrgenommen hätte.

Viele Ärzte begegnen jeden Tag verschiedenen Patienten, die bereit sind zu sprechen, aber nicht immer dann, wenn sie (die Ärzte) bereit zum Zuhören sind. Die nahezu unbewußte Bemerkung der Patientin beleuchtete den Unterschied zwischen ihrem und dem Leben ihrer Schwester. Dies war genau die Ebene, die sie emotional bewegte, und die falsche Karteikarte erwies sich als glücklicher Zufall, der den Arzt zu ihren Problemen hinführte. Dann stellte sich heraus, daß sie sehr wohl bereit war, über ihr Leben zu sprechen, wenn der Arzt ihr aufmerksam zuhörte.

JANE
Ich habe sie sporadisch gesehen, da sie Partnerin in einer nicht vollzogenen Ehe ist. Beide sind Anfang 30, haben vor ungefähr zehn Jahren geheiratet und hatten in dieser ganzen Zeit niemals Sexualverkehr. Jane hatte bereits früher mit mir darüber gesprochen. Sie hatte die Sache zur Sprache gebracht, und sie schien die Leidenschaftlichere der beiden zu sein. Ihren Ehemann kenne ich auch; beide sagten, daß ihre Beziehung gut sei. Tatsächlich sah ich die beiden manchmal in der näheren Umgebung zusammen einkaufen oder miteinander sprechen, und es sah so aus, als ob sie ganz gut miteinander zurechtkommen würden. Ich glaube, ich habe in einem früheren Stadium gesagt: „Weshalb jetzt? Was hat es ausgelöst, daß sie nach all dieser Zeit plötzlich sexuell interessiert sind?" Sie sagte: „Nun, ich fühle mich nicht dadurch geplagt, ob wir sexuellen Kontakt haben oder nicht, aber ich möchte in Wirklichkeit gern ein Baby haben." Sie umarmen und berühren sich gegenseitig liebevoll, aber keiner von beiden ist daran interessiert, weiterzugehen. Ich befragte sie zu ihrer eigenen Kindheit, zur Schwangerschaft ihrer Mutter, und sie berichtete mir, daß ihre Mutter bei der Geburt ihrer jüngeren Schwester gestorben war. Sie sei durch Tanten aufgezogen worden, die ihrem Vater geholfen hätten. Als ich diese Information hatte, die offensichtlich bedeutsam war, wußte ich wirklich nicht, was ich damit anfangen sollte. Es schien zu dieser Zeit überhaupt keinen Weg zu geben, den ich mit Hoffnung auf Erfolg beschreiten konnte. Deshalb sprach ich mit dem Ehepaar über die rein technische Seite des sexuellen Verkehrs und schlug vor, daß sie ein Buch lesen, was auch anderen Patienten geholfen hatte, und sagte: „Kommen Sie nächste Woche wieder." Die Antwort, die ich erhielt, war aber: „Nun, eine Woche ist ein bißchen zu kurz. Wir werden kommen, wenn wir soweit sind, vielleicht in einem Monat ungefähr." Also würde ich sie sporadisch sehen, immer dann, wenn Jane der Meinung war, daß es wieder an der Zeit sei. Die Verordnung von Schlaftabletten war gewöhnlich der Grund für das Wiederkommen. Jedesmal, wenn sie nach einer langen Unterbrechung wiederkommt, nimmt sie den Kontakt mit mir auf, indem sie sagt: „Ich möchte Sie nicht lange aufhalten, ich will nur wieder ein paar Tabletten."

Nach einer längeren Unterbrechung erschien sie mal wieder, ich gab ihr die Schlaftabletten und dachte, ich müßte einiges für ihre Ehe tun, gegen diesen Mangel an Sexualität und für den Babywunsch, den sie vermutlich immer noch hat. Da erinnerte ich mich an den Tod ihrer Mutter, und ich beschloß – warum, weiß ich nicht mehr –, mit Jane darüber zu sprechen. Ich sagte: „Vermissen Sie nicht Ihre Mutter immer noch sehr?" Sie brach in Tränen aus und sagte, daß heute der Todestag der Mutter sei und sie gerade vom Friedhof käme, wo sie das Grab ihrer Mutter besucht habe. Als sie ihre Tränen getrocknet hatte, sagte ich, daß es nach dieser langen Unterbrechung interessant sei, daß sie gerade an diesem besonderen Tag gekommen sei, direkt vom Grab ihrer Mutter, um mich zu sehen.

Der Arzt kannte diese Patientin ziemlich gut. Er war mit ihrer Ehe und ihren Problemen vertraut, und seine Versuche zu helfen, waren frustrierend verlaufen. Er hatte ein Verhaltensmuster entwickelt, wo er ihr, wann immer sie danach fragte, Schlaftabletten verordnete, obwohl er sich eigentlich wünschte, ihr Interesse an einer erfüllten Ehe zu wecken. Dann fühlte er sich erstmals gedrängt, eine ganz zentrale Frage zu stellen, außerhalb der Bandbreite ihrer normalen Unterhaltung über sexuelle Erfüllung und eheliche Beziehungen. Damit wurde der Nagel so genau auf den Kopf getroffen, daß die Stimmung wechselte und Tränen vergossen wurden. Der Zusammenhang zwischen ihrer nicht vollzogenen Ehe und dem Tod der Mutter unter der Geburt war noch unklar, es wurden jedoch die Stärke ihrer Gefühle für ihre verlorene Mutter und die traurige Kindheit gegenwärtig. In diesem Moment verstand ihr Arzt sie, und sie bemerkte, daß er gespürt hatte, wie traurig sie war und ihr helfen wollte, dies in Worte zu fassen. Unzweifelhaft gab es einige ihm nicht bewußte Punkte, die den Arzt dazu brachten, die besagte Bemerkung zu machen. Vielleicht gab es auch starke Impulse der Patientin, die sie veranlaßten, den Arzt direkt nach dem Besuch des Grabes ihrer Mutter aufzusuchen. Was passierte war, daß beide fähig waren, Gefühle von lebenslanger Bedeutung für die Patientin in den Blickpunkt gelangen zu lassen. Wahrscheinlich suchten diese Gefühle schon länger nach der Möglichkeit, sich in der Arzt-Patient-Beziehung auszudrücken, aber in diesem Moment waren sie dicht genug an der Oberfläche, um manifest zu werden.

Das traditionelle ärztliche Gespräch beginnt mit einem vorsichtigen Abriß der Beschwerden, gefolgt von einer systematischen

Untersuchung des Patienten und führt zu einer Diagnose und der Anordnung einer angemessenen Behandlung. In unseren Fällen folgte jeder der Ärzte der konventionellen Technik, aber plötzlich wurden sie aus ihrer professionellen Bahn geworfen, und es wurde ihnen klar, was zwischen ihnen und den Patienten passiert war. Sich über den Zustand des Patienten zu informieren, wurde durch die Erfahrung ersetzt, was der Patient fühlte. Plötzlich war der Arzt in die Situation verwickelt, anstatt sie von außen zu studieren.

Welche Faktoren veranlassen den Arzt, seine Vorgehensweise zu ändern? Unsere Falldarstellungen haben einige Gemeinsamkeiten, obwohl die Behandlung durch verschiedene Ärzte stattfand. In jedem Beispiel gab es eine Dissonanz innerhalb des Beratungsgesprächs. Es fand eine unerwartete Reaktion statt, die nahelegte, daß etwas dem Arzt nicht Bewußtes geschah.

Mrs. Isaacs suchte Hilfe von einem Arzt, der, da er noch nicht einmal wußte, wer sie war, ihr nicht richtig beistehen konnte. Dieser Arzt war fähig, die Bedeutung seiner eigenen Irritation angesichts der Situation der alten Dame abzuschätzen, und deshalb war es ihm plötzlich möglich, wahrzunehmen, wie verloren sie sich fühlte.

Obwohl der Arzt im Falle von Laura sich Zeit für ein längeres Erstinterview genommen hatte, war er durch ihre brüske Tüchtigkeit und professionelle Kompetenz in Verlegenheit gebracht worden. Erst als sie und ihr Ehemann über die Möglichkeit, ein weiteres Baby zu bekommen, sprachen, konnte der Arzt wahrnehmen, daß sie auch sexuell attraktiv sein konnte. Erst dann verstand er wirklich das Ausmaß ihrer Ambivalenz: nämlich wie sie eine leistungsfähige und konkurrenzfähige Geschäftsfrau und zugleich eine weibliche Ehefrau und Mutter sein konnte.

Als Mary ihren Arzt aufsuchte, hatte er die falschen Karteikarten, aber neben der Verlegenheit, die richtigen heraussuchen zu müssen, hörte er wachsam auf die Zwischentöne ihrer heftigen Stellungnahme, die einfach darauf abzielte, daß er sie als sie selbst identifizieren sollte.

Janes Arzt schließlich hatte erwartet, Schlaftabletten zu verschreiben, und war vielleicht ein bißchen zu sehr mit den alltäglichen Problemen sexueller Unzulänglichkeit in Janes Ehe befaßt.

Plötzlich fand er sich hineinkatapultiert in einen unvermittelten Tränenausbruch und einen fast lebenslang währenden Schmerz. Er kam mit ihrer wahren Gefühlswelt mehr in Kontakt und gab auf, stereotyp über ihre Art des Fühlens zu denken.

Es scheint, daß der Arzt plötzlich beobachtet, daß das, was der Patient sagt und wie er sich verhält, nicht mehr länger mit seinen bisherigen Erwartungen zusammenpaßt. Der Arzt kann entweder entscheiden, nicht darauf zu achten oder mehr Aufmerksamkeit aufzuwenden. Vielleicht hat der Patient in der Tat drängende Forderungen, so daß der Arzt doch unbedingt auf ihn eingehen muß. Manchmal geschieht dann in dieser Interaktion etwas, und der Arzt muß sich anstrengen, auf Zwischentöne zu achten. Empfindsames Zuhören und die Bereitschaft, offen und spontan zu reagieren, sind wichtige Fähigkeiten. Die Fähigkeit, Wirrnisse zu akzeptieren, ist unschätzbar, und Ärzte, die versuchen, so zu arbeiten, müssen lernen, nicht akkurat vorzugehen, sondern den jeweiligen Situationen angepaßt zu reagieren.

Das tägliche Dilemma ist natürlich, zu entscheiden, welche Patienten momentan diese Art des Zuhörens brauchen. Schließlich hat jeder ungelöste Schwierigkeiten, und nicht alle benötigen deshalb den Arzt als Zuhörer. Ein Arzt hat vielleicht das Gefühl, den Patienten dadurch am besten zu behandeln, daß er einfach ein guter, technisch versierter Arzt ist, ohne sich mit weiteren Aspekten zu beschäftigen. Ärzte unterscheiden sich erheblich in bezug auf ihre Interessen und Fähigkeiten, und jeder Arzt, egal wie sensibel er ist, ist in seinen Fähigkeiten, Probleme aufzunehmen, begrenzt. Ärzte können es sich nicht erlauben, durch exzessive Belastung mit unlösbaren Problemen mehr als ihre Patienten aufgewühlt zu sein. Dennoch sind die Patienten berechtigt, angemessen behandelt zu werden. Hausärzte müssen die Lebensumstände ihrer Patienten ebenso wie ihre Erkrankungen berücksichtigen. Sie müssen sowohl Sensibilität für die feinen Nuancen der Gefühle ihrer Patienten als auch ein Gespür für den Gesamtzustand ihrer Patienten entwickeln. Obwohl dies vielleicht Zeit kostet, ist es auf lange Sicht gesehen ein ökonomischer Weg, Menschen zu betreuen, falls dadurch exzessive Verschreibungen von Beruhigungsmitteln, unnötigen Antibiotika oder unangemessenen Facharztüberweisungen vermieden werden. Dies alles ist nur ein sehr mangelhafter Ersatz für richtiges Verstehen. Das Wesen unseres Handwerks liegt darin, hier die richtige Ausgewogenheit zu erreichen.

4. Die Hand am Steuer

OLIVER SAMUEL UND CYRIL GILL

Die meisten Beratungsgespräche in der Allgemeinpraxis sind ziemlich kurz. Auf welche Art und Weise in diesem Rahmen gearbeitet werden kann, hängt entscheidend davon ab, in welchem Milieu die Arbeit stattfindet. Allgemeinärzte stellen sich bereitwillig zur Verfügung, um Menschen in Schwierigkeiten zu helfen. Davon wird in großem Umfang Gebrauch gemacht, da mit dem Arztbesuch wenig Diskriminierung verbunden ist. Obwohl wir in einer Zeit großer sozialer Mobilität leben und einige Ärzte erfahren, daß ein großer Teil ihrer Klientel jedes Jahr wechselt, bleiben die meisten Allgemeinärzte für die gesamte Zeit ihrer Berufstätigkeit in derselben Praxis und kümmern sich um dieselbe Patientengruppe. Viele Patienten bleiben bei demselben Arzt und erleben gemeinsam mit ihm Geburt, Heranwachsen, Heirat, Krankheit und vielleicht sogar den Tod. Unter diesen Voraussetzungen müssen die sehr kurzen Gespräche, die in der Allgemeinpraxis üblich sind, betrachtet werden. Ein unbekannter Patient sucht vielleicht Hilfe bei einem neuen Arzt, oder die Beratung ist möglicherweise eine kurze, aber bedeutsame Episode innerhalb einer lebenslangen Beziehung. Beide Kontaktformen können einem Patienten helfen, auch wenn die Art und Weise, wie ein Arzt mit einem Patienten, den er schon lange Zeit kennt, umgeht, ganz verschieden davon ist, wie er jemandem begegnet, den er kaum kennt.

Die folgende Diskussion zeigt auf, wie hinter detaillierten Bestandteilen einzelner Beratungsgespräche bedeutsame Episoden zum Vorschein kommen, die zu einer über längere Zeit entwickelten Beziehung passen. Die beiden hier beschriebenen Fallbeispiele beschäftigen sich mit Patienten, deren Ärzte sie lange Jahre kannten. In jedem Fall baut der Arzt auf sein bisheriges Wissen über die Patienten und ihre Beziehung zu ihm, versucht aber auch für neue

Mitteilungen, die sein Bild von ihnen erweitern und seinen Zugang zu ihren Bedürfnissen vertiefen könnten, offen zu bleiben.

ROSE

Eine 60 Jahre alte Dame sucht den Arzt wegen großflächiger juckender Erytheme auf. Sie war überall rot und ärgerlich, daß der Arzt sie eine ziemlich lange Zeit hatte warten lassen. Die Entschuldigung des Arztes wies sie zurück. „Alles was ich will, ist ein Arztbericht an das Krankenhaus, um diesen Hautausschlag beseitigen zu können." Die Anmaßung, daß der Arzt keine andere Rolle spielen sollte, schien eine absichtliche Kränkung zu sein. Der Arzt behielt jedoch seine Verärgerung für sich. Er erinnerte sich, daß sie schon früher ähnlich feindselig gewesen, er aber letztendlich erfolgreich war. Mit etwas Überredung ließ sie ihn untersuchen. Er fragte nach, ob sie irgend etwas Ungewöhnliches gegessen, irgendwelche neuen Kleider getragen oder neue Waschmittel benutzt hatte. In ihren Antworten war sie sehr kurz angebunden. Wie es mit Badesalz sei? Sie war ungeduldig und machte ein finsteres Gesicht; der Arzt fühlte sich sehr verunsichert. Ihm war unbehaglich zumute, und er stellte der Patientin Frage über Frage, die sie mit keinem Wort beantwortete. Unentwegt versuchte er es weiter. Hatte sie sich in letzter Zeit überarbeitet, oder war sie ein bißchen müde? Sie sah aus, als ob sie gleich platzen würde. Er beendete alle seine Versuche und sagte kleinlaut, daß sie natürlich zu einem Hautarzt gehen könnte, wenn sie möchte, aber es bestünde eine Wartezeit von drei Wochen.

Sie muß sein Bemühen wahrgenommen haben, und vielleicht war er auch genug bestraft worden, denn plötzlich schaute sie auf und gab zu, daß sie in letzter Zeit einigen Ärger hatte. Sie berichtete von Auseinandersetzungen im Büro, eine dieser Dreiecksgeschichten zwischen Sekretärinnen und Arbeitgebern, die von Zeit zu Zeit unvermeidlich scheinen. Er spürte ihre Verbitterung und ihren verletzten Stolz und nickte nur, während sie einen Wutausbruch hatte. Er wußte, daß sie wenige Freunde hatte und das Büro für sie ein wichtiger Teil ihres täglichen Lebens war. Sie hatte sich länger und häufiger, als es ihr guttat, um eine schwierige und fordernde Mutter gekümmert, und der Arzt hatte sie dabei begleitet. Ihre Mutter hatte früher dasselbe für ihre eigene Mutter getan. Es gab ein Gesetz von Frustration und Verbitterung, was von Generation zu Generation weitergegeben wurde, aber diese Patientin hatte keine Familie, auf die sie sich stützen konnte, keinen Ehemann und keine Kinder. Auch hatte sie keine Ausbildung erhalten, um ihre unzweifelhafte Intelligenz und ihre Fähigkeiten entwickeln zu können.

Als ihre Mutter starb, hatte sie all diese Erfahrungen mit dem Arzt geteilt, aber ließ ihn danach nicht mehr darauf eingehen. Die Enttäuschung und Verbitterung, die sie – zutreffend oder nicht – ihrem Leben mit ihrer Mutter zuordnete, hatte sie, ob im Büro oder im Wartezimmer des Arztes, gegenüber phantasierten oder tatsächlichen Beschimpfungen verwundbar gemacht. Bei einer früheren Gelegenheit war sie mehrmals wegen einer Gastritis in Behandlung gekommen, und er hatte, bis er entdeckte, daß die jüngere verheiratete Schwester aus Dublin bei ihr war, sie untersucht und ohne Erfolg etwas verschrieben. Die jüngere Schwester war gekommen, um London zu besuchen, aber es wäre ihr niemals eingefallen, zu kommen, wenn man ihre Hilfe gebraucht hätte. Die Patientin schämte sich, solche gemeinen Gedanken gegenüber der Schwester oder jemand anderem, außer ihrem Arzt, auszusprechen. Sie wußte, daß diese ärztliche Beziehung vertrauenswürdig war, mußte aber dem Arzt erst das Gefühl vermitteln, daß er nutzlos sei, bevor sie ihre Gefühle mitteilen konnte. Nach diesem Gespräch hatte er sie bis zum jetzigen Zeitpunkt nicht mehr gesehen.

Bei dem Gespräch über den Hautausschlag war beiden klar, daß wiederum Ärger im Mittelpunkt stand. Dies paßte zu ihrer Vergangenheit: der Hautausschlag, der Streit im Büro und die Spannung im Gespräch. Der Arzt zeigte ihr, daß er verstanden hatte, weshalb der Bürokrach so schmerzlich für sie gewesen war. Sie wollte das Rezept gegen den Hautausschlag ausprobieren, obwohl sie es vermutlich nicht benötigte. Den Facharzt erwähnte sie nicht wieder.

Ein Gespräch, bei dem Arzt und Patient auf einer unterschiedlichen Wellenlänge verbleiben, würde fehlschlagen. Dieses Gespräch erreichte die richtige Schicht. Ärger ist keine besonders wesentliche Diagnose, aber er ist den Umständen angemessen und stellt die Ebene dar, auf der Arzt und Patient übereinstimmen. Diese Frau entschloß sich, mit ihren Spannungen zu leben und sie nur zu zeigen, wenn sie zu stark werden. Sie möchte sich nicht damit konfrontieren und konnte sich selbst nicht sehr verändern. Gefühle von Versagen und Ärger sind bei ihr jederzeit im Hintergrund vorhanden. Sie hat eine mit Rivalität und Abhängigkeit gemischte Beziehung zu ihrem Arzt und muß ihn erst demütigen, bevor sie ihn um Rat fragt. Dennoch gibt es niemand anderen, dem sie ihre wahren Gefühle anvertrauen könnte.

In dem beschriebenen Gespräch hat der Arzt ihr geholfen, ihren Ärger wahrzunehmen. Hat sie nur Dampf abgelassen und dann ihr vorheriges Spannungsniveau wieder erreicht? Stellt der Arzt jemanden dar, den sie von Zeit zu Zeit in ihrem Leben benötigt? Der Arzt hat etwas mehr über sie herausgefunden und gelernt, mit größerer Sicherheit auf sie zu reagieren. Hat auch sie ein wenig über sich gelernt, und sind ihre inneren Spannungen etwas aufgelöst worden? Es ist schwer, für diese Patientin ein Ergebnis vorherzusagen, da andere Ereignisse, vielleicht eine Berentung, bald einwirken. Der Arzt könnte sich vornehmen, sie auf ihre Vorstellungen von Selbsterfüllung aufmerksam zu machen und diese neu zu bewerten. Unglücklicherweise sperrt sie sich dagegen, irgend jemand zu erlauben, überhaupt irgend etwas zu planen. Vielleicht kommt sie das nächste Mal und benutzt den Arzt in ganz unterschiedlicher Weise. Bei dieser Art von Arbeit hat die Patientin die Karten in der Hand, und der Arzt kann sie höchstens dazu bewegen, mit ihm ein etwas anderes Spiel zu spielen.

SIMON UND GERALD
Simon ist 67 Jahre alt und Portraitmaler. Seit Jahren ist er dem Arzt bekannt. Er ist homosexuell und lebt mit Gerald zusammen, der drei Jahre älter ist. Gerald ist sehr unglücklich über sein Älterwerden, und jeder Geburtstag erinnert ihn daran, wie die Zeit vergeht. Im Unterschied dazu ist Simon heiter und trägt sein Alter mit Fassung. Außerdem ist er beruflich erfolgreicher als Gerald. Sie hatten eine sexuelle Beziehung, aber obwohl sie sich nach wie vor sehr nahe sind, hat sie schon einige Zeit aufgehört. Als Gerald vor kurzem in die Sprechstunde kam, wirkte er ziemlich verzweifelt und etwas merkwürdig. Er stellt sich immer außerordentlich zur Schau und ist sehr narzißtisch. Der Arzt fühlte sich dadurch unangenehm berührt, und Gerald sagte: „Es klingt so albern, ich weiß, Sie werden über mich lachen", und er fuhr fort, „mein Hoden schrumpft". Danach brach er in Tränen aus. Das Gespräch lief sehr schnell wieder auf das Altern hinaus und wie er das hasse. Ständig vermeide er, sich selbst zu betrachten, und sagte, wie jung und wunderbar der Arzt aussehen würde. Aber seine Begeisterung war in diesem Zusammenhang eindeutig verführerisch gemeint.

Kurze Zeit später kam Simon in die Sprechstunde. Er begann darüber zu reden, daß jeder im Wartezimmer husten würde, er sich aber wohlfühle. Er war gekommen, um über seine Mutter zu sprechen, die in einem Altenheim lebte, und er wollte sie nach London holen, so daß er sie regelmäßiger besuchen könnte. Nachdem er dies dargestellt hatte, fügte er hinzu: „Was können wir für Gerald tun? Wenn's nicht wegen ihm wäre, könnte ich reisen, aber er wird niemals irgendwohin gehen. Er würde mich nicht fliegen lassen, wissen Sie, er wäre so ängstlich, daß Schlimmes passieren könnte." Nach dem Alter gefragt, das Thema, was die Beratungsgespräche mit Gerald beherrschte, sagte Simon. „Nun, ich fühle mich jung und lebenslustig. Ich bin in Ordnung, aber Gerald engt mich wirklich ein, obwohl ich auf ihn viel Rücksicht nehme." Der Arzt hatte plötzlich das Gefühl, daß dies für ihn wichtig war, und sagte: „Vielleicht benötigen Sie diese Begrenzung, vielleicht läßt er nicht zu, daß Sie das Steuer aus der Hand geben." Simon dachte etwas nach, schien plötzlich zuzustimmen und sagte: „Vielleicht fühle ich mich jung, weil Gerald älter als ich ist. Natürlich würde ich um keinen Preis ohne ihn auskommen wollen."

Als die Gruppe über diesen Fall sprach, bemerkten wir, daß, sobald der eine oder andere dieses besonderen Paares erwähnt wurde, wir sofort darüber sprachen, wie der andere reagieren würde. Wir akzeptierten sie als ein verheiratetes Paar alternder Homosexueller. Wie im „Bildnis des Dorian Gray" blieb Gerald zu Hause, entdeckte die häßlichen Veränderungen im Wandel der Zeit und erlitt die Ängste für alle beide, während Simon seine Vitalität beibehielt, in gewisser Weise auf Kosten seines zunehmend unausstehlicher werdenden, daheimgebliebenen Partners.

Die Beziehung, die jeder der beiden zum Arzt hatte, schien für sie eine lebenswichtige Unterstützung zu sein. Sein Verständnis für ihre Symbiose befähigte ihn, ihnen dabei zu helfen, sich gegenseitig zu verstehen und toleranter miteinander umzugehen. Die berichtete Episode ist ein Beispiel, wie der Arzt Simon zeigte, daß er nicht nur seine Gefühle für Gerald, ungeachtet der Versicherungen über seine Gesundheit, verstand, sondern auch wie er ebenfalls die Einschränkung durch Geralds beschränkten Spielraum benötigte. Er zeigte ihm, wie abhängig er, trotz des äußeren Eindrucks durch ihn frustriert zu werden, von Gerald war.

Es ist nicht schwierig einzusehen, daß ein solch empfindsames Paar von der fortdauernden Toleranz und dem Verständnis ihres Arztes profitiert. Diese Beziehung hat sich über viele Jahre entwickelt und ist durch viele Beratungsgespräche, wie bereits beschrieben, aufgebaut worden. Wissen und Verständnis für diese

Patienten, das sich aus kurzen Kontakten über fünf bis zehn Minuten im Verlauf einer belebten Sprechstunde zusammensetzte, hat über einen langen Zeitraum stetig zugenommen und sich entwickelt. Wie im ersten Fall ist die Fähigkeit des Arztes, genau auf die gegenwärtige Situation zu reagieren, das direkte Ergebnis davon, daß er, jedesmal wenn Patienten um Hilfe nachsuchen, Zeit aufwendet, um sie ein bißchen besser zu verstehen. Diese einzigartige Arbeitsweise ist das Wesentliche der Allgemeinpraxis und sehr unterschieden von der relativ kurzen, obwohl zeitweise intensiveren fallbezogenen Arbeit des Sozialarbeiters oder Psychotherapeuten. Im zweiten Fallbeispiel ist es wichtig, daß der Arzt zusammen mit seinen Patienten älter wird, da sie sich gegenseitig seit Jahren kennen. Die Bemerkungen von Gerald, wie jung der Arzt aussieht, ist Ausdruck der Heftigkeit, mit der diese Beobachtung von Arzt und Patient erspürt wird. Genauso ist es mit den anrührenden verführerischen Nuancen. Jede Beratung kann kurz gehalten werden, da soviel zuvor gesagt und verstanden worden ist. Die Arbeit nimmt ihren Ausgang jedesmal da, wo sie vorher geendet hat, indem man sich mit dem gegenwärtig Alltäglichen beschäftigt.

Wie zutreffend war die Bemerkung des Arztes über Simons Bedürfnis, von Gerald in seinem Wunsch zu reisen und jung und lebenslustig zu sein, begrenzt zu werden? Half sie beiden, sich an die Realitäten der Vergänglichkeit, was eine besondere Quelle des Unbehagens schien, anzupassen? Glücklicherweise war unsere Gruppe in der Lage, über die beiden über ein Jahr lang fortgesetzt etwas zu hören. Zuerst kamen sie oft und manipulierten den Arzt dahingehend, sie zusammen zu sehen. Die Inhalte, die mit ihnen einzeln besprochen worden waren, wurden mitgeteilt und von beiden als richtig anerkannt. Dann entwickelte Gerald ernstzunehmende Symptome einer schweren Arthritis und wurde von dem Gedanken, bewegungsunfähig zu werden, sehr beunruhigt. Er benötigte viel Unterstützung und Schutz. Simon begann häufiger mit einer ganzen Serie kleiner Probleme zu kommen: senile Warzen, Rückenschmerzen und das Bedürfnis zu verleugnen, daß er sich älter fühlte. Er war wegen Gerald viel entspannter, brachte dies jedoch mit Yoga in Zusammenhang. Es war bemerkenswert, daß er auch dies dem Arzt mitteilen mußte. Auch schien er den

Wunsch zu haben, daß der Arzt ihn dahingehend unterstützte, Gerald zu vermitteln, mit mehr Überlegung zu essen. Eines Tages kam Gerald und klagte über seinen lebenslangen Mangel an beruflichem Erfolg. Mit viel Schamgefühl berichtete er über eine Phantasie seines eigenen Begräbnisses, wo jedermann bemerken würde, wie sehr sie ihn wirklich gebraucht hätten.

Die bedeutenden Augenblicke in diesen Beratungsgesprächen veränderten ein wenig das Ausmaß und die Qualität des Verstehens zwischen den jeweiligen Patienten und ihrem Arzt. Dieses alles hat sich über Jahre des gegenseitigen Kennens entwickelt und ist gereift. Der Arzt reagiert auf Tränen und Ablehnung, auf Verführung und Zurückweisung und versucht den Zusammenhang zu verstehen, in dem all dies passiert. Er ermöglicht es Simon zu verstehen, wie sehr er von Gerald abhängig ist. In einem anschließenden Interview spricht er dann mit beiden, um ihnen behilflich zu sein, diesen Aspekt ihrer alternden Beziehung auszuhalten und zu versuchen, sie zu einem ehrlicheren Umgang mit allem, was ihnen demnächst geschieht, zu bewegen. Ihr Kummer und ihre Ablehnung des Älterwerdens ist einer der Gründe von Geralds Aufregung, als er die Symptome einer Arthritis entwickelt. Dies muß in Rechnung gestellt werden, wenn man die angemessene medizinische Behandlung einleitet. Der Arzt bestimmt nicht über das Leben der Patienten. Er verhält sich diskret und behutsam, berührt wie ein Steuermann die Ruderpinne. Damit schafft er eine bedeutsame Neueinstellung des Kurses und Segeltrimms, um Auftrieb und Richtung zu erhalten, aber ohne zu sehr äußerlich deutlich werden zu lassen, was passiert ist. Simon verleugnet immer noch das Älterwerden, aber irgendwie fühlt er sich freier, öfter kleine Unpäßlichkeiten, die seine Gesundheit bedrohen könnten, wahrzunehmen. Der Arzt ist eher in der Lage, dies zu erkennen, da er mehr über die Bedeutung der Beschwerden weiß. Gerald entwickelt Arthritis, und neben einer angemessenen medizinischen Behandlung benötigt er Trost, fast Bemutterung, um mit der Bestätigung seiner körperlichen Verschlechterung zurechtzukommen. Unter Nutzung seines sich entwickelnden Verstehens kann der Arzt zwei Aufgaben erledigen. Es wird gewährleistet, daß die Patienten die Echtheit seiner inneren Beteiligung spüren, so daß ihre Gefühle von Einsamkeit wenigstens von einer wichtigen Person geteilt werden. Weiterhin versetzt es den Arzt in die Lage, an den normal menschlichen Symptomen und stürmischen Auseinandersetzungen zweier sehr fordernder und wirklich anspruchsvoller alter Männer interessiert und beteiligt zu bleiben. Anstatt von ihnen genug zu haben, erscheinen sie ihm als traurige und faszinierende Menschen.

Die hier beschriebene Arbeitsweise ist, obwohl sie sich davon ableitet, weit entfernt von üblicher psychoanalytischer Psychotherapie. In diesen beiden Fällen repräsentieren die Patienten eine nicht weiter auflösbare Mischung körperlicher Beschwerden und seelischer Probleme. Krankheiten und Reaktionen sind in persönlicher Weise aufeinander bezogen. Es gibt nur den Hausarzt, der diese Patienten in dieser Weise betreuen kann. Die meisten Gespräche mit Patienten waren kurz. Dennoch hat die Arzt-Patient-Beziehung in beiden Fällen jahrelang gedauert. Jede einzelne Episode hat zu dem Ausmaß des Verstehens, was dem Arzt zur Verfügung steht, um mit emotionalen Krisen und körperlichen Krankheiten fertigzuwerden, eine weitere Dimension hinzugefügt. Diese Arbeitsweise beschränkt das Interesse des Arztes und läßt die Arbeit mit diesen Patienten der Mühe wert erscheinen, ungeachtet ihrer augenblicklichen exzessiven Forderungen nach alltäglicher und zeitraubender Aufmerksamkeit.

5. Konflikt oder Zusammenarbeit?

MARIE CAMPKIN UND ERICA JONES

Es ist schon merkwürdig, wenn man wahrnimmt, wie häufig wir bei den Beschreibungen der Beziehungen zwischen Arzt und Patient die Sprache des Kampfes benutzen. Arzt und Patient teilen ein gemeinsames Interesse bei dem Versuch, die Gesundheit des Patienten und seine Symptome zu verbessern, jedoch wird der Prozeß gewöhnlich mit den Begriffen des Kampfes beschrieben: Abwehr, Widerstand, Einsatz, Konfrontation und Rückzug.

„In dem Stadium schoß ich ein bißchen zurück ... Ich denke nicht, daß ich einen Frontalangriff gemacht habe."

„Ist es eine Unterwerfung oder ein strategischer Rückzug?"

„Sie war so herausfordernd, es war schwierig, nicht mit ihr zu kämpfen."

„Am Ende des Gesprächs blieb der Arzt mit dem Gefühl zurück, daß beide, sowohl er als auch der Patient, einen Pyrrhussieg errungen hatten."

(Auszug aus der Gruppendiskussion)

Das kommt wohl daher, daß die Beratungen, in denen ein ganz normaler Fortschritt erreicht wird, selten in einer Arbeitsgruppe wie unserer zur Sprache kommen. In den von uns untersuchten Fällen traten zwar Schwierigkeiten zutage, es hatte jedoch ein gewisser Wandel stattgefunden. Jeder Arzt hat eine eigene Liste von unbearbeiteten „chronischen" Fällen, deren scheinbar unveränderliche Situation sowohl vom Arzt als auch vom Patienten ertragen werden muß, bis der Tod sie trennt. Es sind nicht notwendigerweise Patienten mit anerkannt chronischen Leiden, obgleich diese einen Teil des Gesamtbildes sein können, sondern eher jene, bei denen der Arzt weder in der Lage zu sein scheint, zur Lösung ihrer

Probleme beizutragen, noch die Entwicklung ihrer Beziehung zu fördern.

Die daraus erwachsende Frustration beider Parteien kann mit geduldigem Stoizismus ertragen oder mit ärgerlichen Vorwürfen bekämpft werden – oder mit irgend etwas dazwischen.

Ein ermutigender Aspekt der Arbeit ist die Art, in der manchmal unerwartet ein solcher Patient in Bewegung gerät. Dann ist wenigstens eine Zeitlang ein Gefühl des Wandels und eine Erleichterung der Last wahrnehmbar. Ein besseres Verständnis der zugrundeliegenden Ursachen kann den Arzt in die Lage versetzen, auch in anderen unerquicklichen Beziehungen, in die er verwickelt ist, etwas zu verändern. Er kann vielleicht auch eine Möglichkeit entdecken, den „schwierigen Fall" nicht in eine chronische Entwicklung abgleiten zu lassen.

Wir sollten darum nach den bedeutenden Faktoren in der Arzt-Patient-Beziehung fragen, die bestimmen, ob es ein Unternehmen in Zusammenarbeit oder ein Kampffeld werden wird. Es ist verführerisch, auf den Patienten zu schauen und eine Anzahl von Gründen zu finden, warum *er* nicht zur Zusammenarbeit in der Lage ist. Seine Persönlichkeit, seine Abwehrmechanismen, seine Aggressionen usw. Zweifellos kann jedoch der Widerstand auch auf der Seite des Arztes liegen. Es ist seine berufliche Aufgabe, sich seiner eigenen Abwehr bewußt zu werden und sie zu verändern und damit dem Patienten zu helfen, es ähnlich zu machen, anstatt von ihm zu erwarten, sich ohne Hilfe verändern zu können.

MRS. FRIEDMAN
Die Patientin und ihr Arzt waren „Wortgefechtspartner" über viele Jahre. Sie ist eine über 80 Jahre alte Österreicherin, die ihr Land verlassen mußte und viel zu leiden hatte. In der Vergangenheit war sie ein Opfer des Nazi-Regimes, und in der Folge hatte sie eine schwere Arthritis und Depressionen. Wenn sie kam, wurde sie gewöhnlich von ihrem Ehemann begleitet, der den Arzt mit einem gewissen Mitgefühl betrachtete.

Sie leitete dann eine ziemlich mühevolle Unterhaltung ein, die damit endete, daß die Patientin sich ihre eigene Behandlung verschrieb und der Arzt sich durch ihr Stöhnen unter Druck gesetzt fühlte.

Vor einigen Jahren war sie sehr darauf aus, wegen ihrer Arthritis eine Bäderbehandlung in Deutschland durchzuführen. Sie hatte herausgefunden, daß sie diese vom staatlichen Gesundheitsdienst erhalten könne, wenn ein Facharzt diese Behandlung empfahl. Sie hatte das Gefühl, die Deutschen schuldeten ihr das. Der Arzt war skeptisch, stimmte dann aber doch ihren Wünschen zu. Als er die entsprechenden Dokumente unterschreiben sollte, nahm er zu der Tatsache Zuflucht, daß er ja kein Spezialist sei, und es ihm nicht erlaubt sei, diese Behandlung zu verordnen. Er stimmte zu, sie an einen Kollegen zu überweisen, aber er wählte einen, von dem er annehmen konnte, daß er das nicht mitmachen würde. So war er am Ende nicht überrascht, als aus dem Plan nichts wurde.

Als sich in der Folgezeit ihre Arthritis verschlechterte, stimmte sie nur widerwillig seinem Rat zu, eine Hüftgelenkersatzoperation vornehmen zu lassen.

Wie man das vielleicht schon vermuten kann, war diese Operation dann weder ein Erfolg noch ein Mißerfolg. Vier Monate später kam die Patientin zurück und berichtete, daß ihr Schmerz noch genauso schrecklich wie früher sei. Sie machte dem Arzt den Vorwurf, es versäumt zu haben, ihr die Behandlung zukommen zu lassen, die ihrer Meinung nach hätte verhindern können, daß diese unbefriedigende Operation durchgeführt werden mußte.

Dann schlug sie vor, daß sie auf eine Vortragsreise gehen sollte, um den britischen Ärzten von den Vorteilen der kontinentalen Bäderbehandlung zu berichten. Dem Arzt blieb die Spucke weg.

Dann beugte sie sich nach vorn und sagte: „Ich bin eine schreckliche Person, nicht wahr?" – worauf er antwortete: „Aber nicht gänzlich!"

Die Patientin lächelte verschmitzt und ging, gestützt auf den Arm ihres Mannes, den man noch murmeln hörte: „Nicht gänzlich, nicht gänzlich, das ist gelungen!"

Verschiedene Gruppenmitglieder sprachen den besonderen Aspekt dieses Falles an. Sie hatten selbst stellvertretend die Schuldgefühle wahrgenommen, die die Beziehung im Umgang mit Überlebenden von Verfolgungen beeinträchtigen können. Sie sind oft fordernd und unmöglich zufriedenzustellen, während der Arzt eine besondere Notwendigkeit fühlt, ein guter Arzt zu sein, um die vergangenen Grausamkeiten wiedergutzumachen.

Die Gruppe hatte Mitgefühl mit dem Arzt, der unter so einer schwierigen Patientin litt. Sie konnte sich aber auch in die Patientin einfühlen, die die Behandlung, der sie vertraute, nicht bekam und statt dessen gezwungen war, sich einer erfolglosen Operation zu unterwerfen.

Es gab auch Anerkennung für die Angemessenheit und Ehrlichkeit seiner Antwort: „Nicht gänzlich", und daß er sofort anerkannte, daß die Patientin zugab, ihn tatsächlich schlecht behandelt zu haben. Man empfand für ihn auch Sympathie, weil er widerwillig den rettenden Charme ihrer humorvollen Art wahrnahm. (In der Diskussion erinnert er sich an eine frühere Situation, als die Patientin in einer depressiven Stimmungslage ihm mitteilte, sie wolle sich umbringen. Damals war sie am nächsten Tag wieder aufgetaucht und habe ihm mitgeteilt: „Die Exekution ist verschoben worden!")

Zweifellos hat diese Verbindung von Wut und bitterem Humor dazu beigetragen, daß sie in den Wechselfällen ihres Lebens überleben konnte. Sie hat auch Glück, einen Arzt zu haben, der ebenfalls überleben kann, angeschlagen, aber ungebeugt von ihren Angriffen, der sogar eine heimliche Bewunderung für sie zulassen kann (dies beschreibt vielleicht auch die Situation des Ehemannes). Dennoch kann ihre Gegensätzlichkeit manchmal zerstörerisch und verhängnisvoll in ihrer Wirkung sein.

Wäre sie nicht so bestimmend in ihren Forderungen gewesen, dann hätte er sich vielleicht etwas leichter auf die Bäderbehandlung einlassen können. Wenn er es getan hätte, und es wäre evtl. hilfreich gewesen, hätte er sich mit ihr die Lorbeeren teilen können. Wenn es nicht zum Erfolg geführt hätte, dann hätte sie ihm keinen Vorwurf machen können. Die Tatsache der danach immer noch notwendigen Operation hätte sie aus einer anderen Haltung heraus dann zustimmender aufnehmen können.

Dennoch kann man verstehen, daß der Arzt das Bedürfnis hat, seine Autorität seiner Patientin gegenüber zu erhalten. Es würde ihr auch nichts nützen, einen Arzt zu haben, den sie als Fußabtreter benutzen könnte, außerdem könnte er eine solche Rolle in einer längerdauernden Beziehung nicht akzeptieren. Wir waren neugierig, ob dieses Gespräch mit seinem kurzen Augenblick gegenseitiger Anerkennung irgendeine anhaltende Wirkung haben würde. Es gab zwar keine Anzeichen dafür, daß die Patientin sich ändern würde, aber die Beziehung könnte ja ein bißchen verständnisvoller werden, oder der Arzt könnte eher in der Lage sein, ihre Klagen im Lichte dieses Vorfalls zu ertragen.

Die Diskussion über diese Patientin in der Gruppe könnte für den Arzt eine Hilfe bewirken, die Patientin in Zukunft entsprechend seinem verbesserten Verständnis anders zu behandeln.

Ein positiver Aspekt der Beziehung zwischen dieser Patientin und ihrem Arzt ist die echte gegenseitige Achtung, die ihrer offenbaren Antipathie doch zugrundeliegt. Ein beunruhigendes aber hartnäckiges Thema bei unserer Arbeit war, daß eine gewisse Verachtung des Arztes für seine Patientin ein wesentliches Merkmal ihrer Beziehung sein kann – vielleicht häufiger, als wir gerne zugeben möchten. Als diese Tatsache erstmals von Enid Balint hervorgehoben wurde, wurde sie mit Bestürzung und Unglauben von der Gruppe aufgenommen. Aber die Wahrheit dieser Beobachtung hatte wichtige Auswirkungen auf unsere Arbeit.

„Soll ich Ihnen sagen, was meiner Meinung nach den Wandel hervorruft? Ich meine, die Ärzte hören auf, verächtlich über ihre Patienten zu denken. Zu Anfang zeigt der Arzt doch ein bißchen Abschätzigkeit dem Patienten gegenüber. Wenn er den Fall der Gruppe vorstellt, dann empfinden die anderen Ärzte nicht die gleiche Geringschätzung, und dann kommt so etwas wie Achtung auf."

Das Wort „Verachtung" hat einen etwas abschätzigen Klang. Wenn wir aber Simone Weils Definition in *Warten auf Gott* (1951) betrachten: „Verachtung ist das Gegenteil von Aufmerksamkeit", dann können wir sehen, wie unsere Verwicklung und Voreingenommenheit durch Problene und übliche diagnostische Etiketten manchmal unsere angemessene Aufmerksamkeit grade für die Person beeinträchtigen können, die diese Probleme hat.

„Ob wir jemandem zuhören oder nicht, hat damit zu tun, ob wir ihn respektieren oder mißachten. Am Anfang glauben wir, genau zu wissen, was er braucht, aber wir wissen es nicht. Und dann könnten wir uns ändern und tatsächlich auf das hören, was er sagt, und vielleicht etwas Achtung dafür entwickeln."

Um den Ursprung einer solchen Haltung zu finden, brauchen wir nur die traditionelle Sicht des Arztes zu betrachten. Der Spezialist oder der praktische Arzt ist die weise, mächtige Autoritätsfigur, die alles am besten weiß und deren mystische Aura einen Teil ihrer Stärke ausmacht.

M. Balint betonte schon, daß die Methode der langen Interviews, die in den früheren Balint-Gruppen entstanden war, eine Fortführung der Rolle des Arztes als Führer oder Überlegenem in der Beziehung bewirkte. Bezüglich der herkömmlichen Rolle des Arztes schrieb er:

Diese traditionellen Funktionen sichern dem Arzt Überlegenheitsgefühle: Er ist es, der mehr weiß, an den sich der Patient mit Hoffnung und Vertrauen wendet und der durch den Erfolg seines diagnostischen Könnens beweisen kann, daß das Vertrauen in sein überlegenes Wissen und seine Fähigkeiten gerechtfertigt war (Balint u. Norell 1975, S. 7).

Die Notwendigkeit, einen Wandel der Zielrichtung vorzunehmen, wird deutlich beim Versagen des krankheitszentrierten oder arztzentrierten Ansatzes, wenn es um die Probleme geht, die aus dem Leben und den Beziehungen des Patienten entstanden sind, und nicht um Körperfunktionen und Organe. Hier ist der Patient und nicht der Arzt „derjenige, der mehr weiß", und beide müssen einen Weg finden, das Problem gemeinschaftlich zu bearbeiten, wobei sie im Rahmen eines normalen, kurzen Gespräches einer täglichen Allgemeinpraxis bleiben.

Das Konzept der patientenzentrierten Medizin ist jetzt weitgehend angenommen. Das hat aber nicht die fast automatische Anfangseinstellung des Arztes zu seiner überlegenen Rolle ausgelöscht, in der der Patient eine relativ unwichtige Position hat. Die hierarchische Struktur des Krankenhauses stellt den Patienten irgendwo in die Nähe des Bodens der Pyramide, grade noch über die medizinischen und Pflegestudenten, aber deutlich unterhalb der Hausmeister und jüngeren Angestellten. In der gleichheitlicheren Welt der Allgemeinpraxis sind diese Voraussetzungen in einer subtileren Form präsent. Daß dies auch die Sicht des Patienten betrifft, wird veranschaulicht durch die entschuldigende Haltung, mit der sogar schwerkranke Patienten ihrem Allgemeinarzt oft begegnen: „Ich möchte nicht Ihre Zeit in Anspruch nehmen, Herr Doktor, ich weiß, wie beschäftigt Sie sind." – „Es tut mir leid, daß ich Ihnen zur Last falle", oder bei Besuchen, „Tut mir leid, daß ich Sie herausgeholt habe."

Bevor eine nähere Begegnung stattfinden kann, muß der Arzt den Mantel der Überlegenheit ablegen, um den Weg für eine persönlichere Beziehung und Achtung freizumachen. Am Anfang treffen sich Arzt und Patient als Fremde, und jeder mißt den anderen an Erwartungen, die aus vergangenen Erfahrungen stammen. Aber die meisten praktischen Ärzte kennen gleichzeitig mehrere hundert Patienten und tausende über einen Zeitraum von Jahren, während die meisten Patienten nur mit wenigen Ärzten in ihrem Leben Erfahrung haben. So überrascht es nicht, wenn der Arzt dazu neigt, den Patienten einzuordnen, indem er ihn oder sie in eine passende gedankliche Schublade schiebt. Der Patient trifft indessen eine einfachere Beurteilung: Ist dieser Arzt besser oder schlechter als mein letzter?

Manchmal dauert es lange und bedarf vieler Begegnungen, bis der Arzt den Patienten zum ersten Mal als eine wirkliche Person wahrnimmt in einem Augenblick der Identifikation, der sich als der Schlüssel für die Entwicklung ihrer Arbeitsbeziehung herausstellen wird. Da dies gewöhnlich als Teil der normalen Entwicklung der Arzt-Patient-Beziehung stattfindet, ist es den Versuch wert, solche Situationen zu verstehen, in denen das Eintreten dieses Vorganges übermäßig verzögert ist. Oft war es der Wandel in der Wahrnehmung des Arztes von einer stereotypen zu einer persönlichen Sicht seines Patienten, welcher den „Fall" vorstellenswert machte, weil sich nämlich in der Beziehung etwas Neues ereignet zu haben schien.

HILDA

Hilda ist eine beleibte, verwitwete Matrone in den Siebzigern, die mit ihrer 50jährigen, äußerst korpulenten und geistig behinderten Tochter zusammenlebt. Der Arzt kennt sie seit Jahren und weiß, daß ihr Ehemann, ein Armeeoffizier, vor vielen Jahren im Ausland starb. Sie hat verschiedene, langjährige Beschwerden, wie Rücken- und Bauchschmerzen, und sieht den Arzt gelegentlich zum Blutddruckmessen und um ein bißchen zu klagen. In der Zwischenzeit bekommt sie Wiederholungsrezepte. Die Beziehung zu ihrem Arzt könnte man als herzlich, aber oberflächlich bezeichnen, und die traditionelle Diagnose würde lauten Divertikulitis, leichte Hypertonie und Arthritis.

Eines Tages war die Aufmerksamkeit des Arztes von der Schwerfälligkeit der Patientin beim Eintritt in das Sprechzimmers gefangen. Irgendwie war sie anders als sonst. Ihre anfänglichen körperlichen Klagen machten den Weg frei für ein Gefühl der Niedergeschlagenheit. Ihre Tochter hatte anhaltend schlechte Laune und verweigerte das Gespräch mit ihr, und Hilda, die gerade den ersten Todestag ihres Bruders betrauerte, hatte das Gefühl, sie könnte ihren „Lebenswillen verlieren".

Um das Ausmaß ihrer Depression ermessen zu können, fragte der Arzt: „Meinen Sie, daß Sie, wenn Sie zu Bett gehen, nichts dagegen hätten, nicht wieder aufzuwachen?" Die Patientin antwortete: „Ja, natürlich", und der Arzt sagte: „Haben Sie jemals das Gefühl gehabt, sich etwas antun zu können?" – „Nein, natürlich nicht!" meinte sie darauf.

Mit etwas Ermutigung fuhr sie fort, in lebhaften Einzelheiten über den tragischen Tod ihres Mannes und den darauffolgenden Zusammenbruch der Tochter zu sprechen, von dem diese sich nie erholt hatte. Dann kam sie zurück zur Beschreibung ihrer jetzigen Probleme, ihre Wohnung, ihr „Haus Hilflos", das nie zustandekam, und ihre Bauchschmerzen. Der Arzt untersuchte sie, gab eine Diätberatung und verschrieb ein krampflösendes Mittel. Die Patientin meinte beiläufig: „Es ist schön, mit jemandem sprechen zu können, man kann mit dem Milchmann nicht reden", und an der Tür fügte sie hinzu: „Ich fühle mich wirklich viel besser!"

Der Arzt war besonders betroffen von der Diskrepanz zwischen der bereitwilligen Zulassung des Wunsches, tot zu sein, und ihrer unbedingten Verweigerung, einen solchen Wunsch in die Tat umsetzen zu können. Dies wies auf ein neues Bild der Patientin hin als aufrechte Frau mit einem starken Pflichtgefühl, die weiterhin tragen wollte, was das Schicksal auch an Lasten noch für sie auf Lager hätte.

Sie hatte ihre Not zugegeben, mit jemandem sprechen zu können – „nicht mit dem Milchmann" –, aber ihre Tochter sprach nicht mit ihr, und ihr Bruder war nicht mehr verfügbar. Nachdem sie sich von einigen schmerzlichen Erinnerungen befreit hatte, erlangte sie ihre normale Fassung wieder, und beim Abschied bedankte sie sich beim Arzt für sein Zuhören mit einer wohlwollenden Bemerkung.

Der Arzt fühlte jetzt echte Sympathie für sie und bewunderte ihren Mut. Als er den Fall für die Gruppe zusammenfaßte, hieß seine neue Arbeitsdiagnose: „Eine pflichtbewußte Mutter, sozial und intellektuell von ihresgleichen isoliert und der Unterstützung durch ihren Bruder beraubt. Ihre Tochter ist wie ein 'Kuckuck im Nest', der ständig Fütterung braucht und wenig Dankbarkeit zeigt."

Sicherlich wurde Hilda in diesem Gespräch eine „wirkliche Person", für den Arzt aber wurde es auch klar, daß die Tochter ein Unding bleibt. Der „Kuckuck-im-Nest"-Vergleich war treffend, aber es lag auch ein beträchtlicher Grad von „Verachtung" darin. Die nachträglichen Gedanken des Arztes waren: „Ich war ziemlich entsetzt, als ich erkannte, wie ich die Tochter als äußerst unattraktives Geschöpf, deren gelegentliches Erscheinen zum Glück kurz war, fallengelassen hatte und wie wenig ich wirklich von ihr wußte."

Etwa einen Monat später erschien die Patientin mit weiteren körperlichen Symptomen, aber sie war ängstlich besorgt, es könne etwas ernsthaft Schlimmes vorliegen. Sie erwähnte, daß sie ja jetzt die letzte ihrer Familie sei und sie nun „dran sei zu sterben – aber noch nicht jetzt". Als der Arzt auf die Gesundheit ihrer Tochter zu sprechen kam – zweifellos aus einem Gefühl der Schuld für frühere Versäumnisse heraus –, erwähnte Hilda, was für Vorkehrungen sie für die Zukunftsversorgung ihrer Tochter nach ihrem eigenen Tode gemacht hatte.

Ein Gruppenmitglied meinte: „Ich denke grade darüber nach, welch ein Kampf es für die Patientin ist, ihren Arzt soweit zu bringen, daß er Interesse an ihr findet. Wenn ihr das aber gelungen ist, sorgt dies für einen Schwung, der weiterträgt, und man ist auf einmal bereit, was zwischen ihr und ihrer Tochter vorgeht, viel mehr im einzelnen zu betrachten als vorher."

„Vielleicht ist dies der Langzeiteffekt des 'wichtigen Augenblicks' – der Patient, erregt wirklich das Interesse für sich, und dann hat jedes weitere Gespräch diesen besonderen Funken."

„Was bedeutet es aber, für jemanden interessant zu sein? Bedeutet es als lebendig angesehen zu werden, ein menschliches Wesen zu sein?"

Über ein weiteres Gespräch wurde einen Monat später berichtet. Bei dieser Gelegenheit bemühte sich der Arzt, die Patientin nicht warten zu lassen, und sie kam mit einem Lächeln herein. Nach einleitenden Worten über

Tabletten und Blutdruck sagte Hilda, sie ginge zu ihrer älteren verheirateten Tochter in Ferien und ließe ihre andere Tochter zu Hause. „Es sind wirkliche Ferien, ich muß nichts tun. Aber jedes Mal, wenn ich weggehe, denke ich, es wird das letzte Mal sein."

Der Arzt sah sie ernst an. Sie sagte: „Oh, nein, *das* habe ich nicht gemeint, das Reisen ist nur schwieriger geworden, Umsteigen, keine Kofferträger und all das."

Es scheint jetzt, als ob die Patientin vom „Lebenswillen verlieren" weggekommen sei durch Ängste um mögliche ernsthafte Krankheiten und Tod, bis hin zur Versicherung an ihren Arzt, daß sie sich jetzt keine Sorgen um ihren eigenen Tod mache.

Im klinischen Sinne könnte man dies als eine direkte Gesundung von einer einem Trauerfall folgenden Depression ansehen. Im menschlichen Sinne ist mehr darin, obwohl die erfolgten Veränderungen bescheiden genug erscheinen: Der Arzt ist aufgeschlossener und betroffener, und die Patientin zeigt mehr Aufmerksamkeit und Rücksicht gegenüber den Gefühlen des Arztes. Sie ist keine „Wiederholungsrezept-Patientin" mehr.

Diese beiden Fälle betrafen jeweils ältere Patienten, deren Grundprobleme eigentlich nicht viel zu verändern waren. Es gibt aber eine Möglichkeit des besseren Verstehens, das zu einer gewissen Reifung der Beziehung zwischen Arzt und Patient führt. Aber es gibt oft Situationen, in denen sowohl die Beziehung als auch die Probleme in einem viel früheren und weniger stabilen Stadium sind. Dann kann das Ergebnis eines oder mehrerer Gespräche weitreichende Folgen haben, und die Fähigkeit, des Arztes, seine eigene Abwehr oder die des Patienten daran zu hindern, den Arbeitsfortschritt zu stören, kann entscheidend sein.

Störungen in der Arbeit können in vielen Formen auftreten: äußere Umstände wie Zeitdruck und Unterbrechungen, oberflächliche Ablenkungen durch Aussehen oder Manierismen, bewußte Verweigerung, sich zu tief einzulassen, oder unbewußter Widerstand, bestimmte Seiten des Problems zu untersuchen. All dies kann dazu beitragen, Arzt und Patient in belanglose Ablenkungsmanöver zu ziehen und nutzlose Interaktionen vorzunehmen.

Es kann für den Arzt keineswegs klar sein, welches die lohnenden Aspekte einer Begegnung sind, in die er zeitweise so eng verstrickt ist. Hier gibt es die Möglichkeit, den Fall in einer Gruppe vorzustellen, und das hilft oft, aufzuhellen, was da vorgeht.

Es wird manchmal darauf hingewiesen, daß beim Versuch, die Abwehr des Patienten zu durchdringen, der Arzt sein ärztliches Recht überschreitet und unbefugt in die Privatsphäre des Patienten eindringt. Es ist wahr, daß ein plumper Versuch, den Patienten über empfindliche Themen zu befragen, kaum produktiv sein kann und Unmut bei ihm hervorruft. Aber wenn man annimmt, daß doch ein Großteil der Krankheit, die dem praktischen Arzt vor Augen geführt wird, emotionalen oder psychologischen Ursprungs sind, dann wäre es unrealistisch, Bemühungen zu verbieten, diesen Ursprung auf dem Boden eines möglichen Übergreifens auf verbotene Bereiche zu verstehen.

Jedoch genauswenig wie jemand eine intime körperliche Untersuchung ohne klinische Rechtfertigung, entsprechende Erklärung und die Zustimmung des Patienten vornehmen würde, so müssen auch die gleichen Prinzipien beim Herangehen an eine Untersuchung intimer Bereiche aus dem persönlichen Leben des Patienten gelten. Ähnlich wie bei der körperlichen Untersuchung muß dies auch mit Bedacht und Können vorgenommen werden, um zu verhindern, daß dem Patienten Schaden oder unangebrachtes Leid zugefügt wird. Dies läßt sich am besten erreichen, wenn man versucht, auf die Gefühle des Patienten eingestimmt zu bleiben und subtil auf die feinen Unterschiede seiner Antworten während des Gesprächs eingeht.

LESLEY
Die Begegnung begann ungünstig, da die Patientin zusätzlich angenommen wurde. Der Kollege, bei dem sie einen Termin hatte, konnte ihren Paßantrag nicht unterschreiben. Die Ärztin, die in ihrer gut besuchten Sprechstunde zeitlich schon im Rückstand war, stimmte zu, die Papiere mitauszufüllen. Aber sie fühlte sich gereizt, als ihre Patientin, eine 38jährige Frau, die sie oberflächlich kannte, auch noch anfing, über Rückenschmerzen zu klagen. Die Ärztin schlug vor, hierfür einen weiteren Termin zu vereinbaren, und die Patientin stimmte bereitwillig zu.

Zwei Tage später erschien sie wieder, unglücklicherweise wieder zu einer Zeit, als die Ärztin zeitlich sehr im Verzug war. Die vorgebrachten Symptome, langjährige Nacken- und Rückenschmerzen sowie Müdigkeit, boten verführerisch an, ganz auf der somatischen Ebene zu bleiben. Aber die pflichtgemäße Nachfrage der Ärztin nach Depressionen rief eine unmißverständliche Antwort hervor. Sie fühlte sich verpflichtet, weitere Informationen zu bekommen, und ermunterte die Patientin, doch ein bißchen über sich selbst zu erzählen.

Bereitwillig erzählte sie über ihre Arbeit als Bühnenbildnerin. Aber sie schien ihr persönliches Leben lieber außen vor zu lassen. Die Ärztin hatte das Gefühl, von der wahren Ursache des Problems abgeschnitten zu sein. Aber sie war beharrlich, und allmählich kam heraus, daß Lesley nach Jahren der Unfruchtbarkeit vor drei Jahren eine Tubenoperation durchführen ließ, mit dem einzigen „Erfolg", daß ihr Mann danach das Interesse an Sexualität verloren hatte. Sie war bemüht, der Ärztin zu versichern, daß ihr das wirklich nichts ausmache, weil es ja die Möglichkeit gäbe, ein Kind zu adoptieren. Auf jeden Fall meinte sie, daß sexuelle Enthaltsamkeit die Wahrscheinlichkeit eines Unterleibskrebses verringere. Sie dachte nämlich, bei ihr bestünde ein Risiko, weil sie einmal eine Zervixerosion gehabt hatte.

An dieser Stelle ließ sich die Ärztin auf eine didaktische Erklärung ein, warum diese Vorstellung eine falsche Annahme sei. Zur gleichen Zeit wurde ihr beunruhigend klar, daß dies völlig belanglos für die wirklichen Bedürfnisse der Patientin war. Um es kurz zu machen: Sie drängte die Patientin, anzuerkennen, daß da eine Verbindung sein könnte zwischen ihrer völligen Verleugnung von Kummer über einen doch sehr schmerzhaften Abschnitt ihres Lebens – ihre Kinderlosigkeit und ihr Eheproblem – und ihren offenkundigen Symptomen von Müdigkeit und Schmerz.

Lesley gab zu, daß sie mit ihrem Mann nicht darüber sprechen könne, aus Angst, ihn zu verletzen. Und obwohl sie einige Freunde hätte, mit denen sie sich mal aussprechen könne, sei es ihr nicht gelungen, mit ihnen über diesen Aspekt ihres Lebens zu reden.

Die Ärztin schlug vor, daß sie an einem anderen Tag wegen einer körperlichen Untersuchung wiederkommen solle; bei dieser Gelegenheit könne man nochmal über das Problem reden.

Als die Ärztin den Fall der Gruppe vorstellte, war die traditionelle Diagnose „zervikale Spondylosis und Depression" und die Ganzheitsdiagnose.

„Eine traurige Frau, die den Kummer über ihre Kinderlosigkeit verleugnet, um ihren Mann zu schützen, die das aber mit dem Preis der körperlichen und seelischen Symptomatik bezahlt."

In der Diskussion zerbrach sich die Gruppe den Kopf über den offensichtlichen Zusammenhang zwischen ihrer erfolgreichen Fertilitätsbehandlung und dem Beginn der sexuellen Interesselosigkeit ihres Mannes. Wollte er nur Sexualität, wenn er keine Kinder bekommen konnte?

Wir überlegten auch, ob die Ärztin durch die Verlockung – Anregung und Abweisung – der Patientin verführt worden sei – oder war sie es selbst, die einen Zugang durch die Abwehr der Patientin erzwungen hatte? Falls das so war, war es zum Nutzen der Patientin oder nur, um die Neugier der Ärztin zu befriedigen?

Ein Formular für einen Paß, um irgendwo hinzureisen, ist ein interessanter Beginn – aber wollte sie diese Reise wirklich machen, oder erzählte sie nur, was die Ärztin gerne hören möchte? Es wurde angedeutet, daß die Ärztin nicht nur Paßformulare, sondern auch gleich Adoptionspapiere ausgefüllt hatte.

Unweigerlich näherte sich die Ärztin dem nächsten Gespräch ein paar Tage später mit einer Reihe unbeantworteter Fragen. Die Patientin teilte mit, daß sie sich nach dem letzten Arztbesuch viel schlechter gefühlt habe. Sie habe einige Zeit damit verbracht, über ihre Situation nachzudenken, und sei zu der Überzeugung gekommen, daß sie tatsächlich vieles habe, worüber sie unglücklich sein könne. Außerdem gäbe es auch noch verschiedene früher nicht erwähnte Dinge, die ihre Arbeit und die Beziehungen zu ihrer Familie beträfen. Als Ergebnis habe sie einige Entscheidungen getroffen, um durch bestimmte Schritte etwas Druck von sich selbst und ihrem Mann zu nehmen.

Die Ärztin war bemüht, die Frage der Adoption zu klären, und sie war erleichtert, daß dieser Punkt nicht im Vordergrund zu stehen schien. Die Patientin sagte, ihr Mann hatte sogar noch stärker als sie den Wunsch, ein Kind zu haben; dennoch schoben sie ihre Fruchtbarkeitsuntersuchungen über Jahre vor sich her, anscheinend durch einen Mangel an Selbstsicherheit bei ihnen beiden.

Die angekündigte körperliche Untersuchung erwies sich wie erwartet ohne Befund. Es wurden andere Tabletten für die Rückenschmerzen verschrieben.

Ein paar Wochen später kam sie wieder und sagte, daß es bergauf ginge. Ihr Mann habe sexuellen Verkehr mit ihr gehabt, die Tabletten seien wunderbar, und sie sei ihre Rückenschmerzen los. Die Ärztin, die anfänglich meinte, die Patientin würde eine lange Psychotherapie benötigen, war erstaunt über die Geschwindigkeit, mit der die Patientin begonnen hatte, sich mit ihren Problemen abzufinden. Es schien – nachdem die Patientin erstmal die emotionelle Ursache ihres Schmerzes angenommen hatte –, daß sie beschlossen hatte, ihr Unglücklichsein zuzulassen und es lieber zu bekämpfen, statt depressiv zu sein. Aber die Ärztin hatte ein beunruhigendes Gefühl, daß dies vielleicht ein bißchen zu schön war, um wahr zu sein.

Die Gruppe erläuterte, daß sie sich in ihrer Beziehung zu ihrem Mann eher wie eine ältere Schwester verhalte, die ihn schützen und seinen Kampf kämpfen wollte. Vielleicht hatte sie gespürt, daß die Ärztin eine ähnlich schützende Rolle ihr gegenüber eingenommen und ihr für dies eine Mal erlaubt hatte, ihre eigene schwache Seite und ihre Abhängigkeit zuzulassen. Es blieb der Zweifel, ob das Ergebnis ein Erfolg war oder ob sie etwa eine „Flucht in die Gesundheit" gemacht hatte, um weiteren Nachforschungen zu entgehen.

Einige Monate später kam sie mit einigen unerheblichen Klagen und berichtete, daß sich die Dinge insgesamt wesentlich gebessert hätten. Sie habe nur noch gelegentlich Schmerzen, ihre Arbeit ginge gut, und die körperliche Beziehung zu ihrem Mann habe sich gebessert. Nachdem sie offener und selbstsicherer geworden war und weniger ängstlich, sich ihm gegenüber auch mal durchzusetzen, wurde er seinerseits entgegenkommender.

Fast genau ein Jahr nach dem ersten Gespräch war die Ärztin verdutzt, als sie auf der Verordnungsliste den Nachnamen der Patientin mit einem fremden Vornamen sah. Während sie erwartete, daß es sich vielleicht um einen Verwandtenbesuch handeln könnte, war sie verblüfft, als das Ehepaar mit einem sehr kleinen Baby, das sie gerade zur Adoption angenommen hatten, ihre Praxisräume betraten. Sie waren offensichtlich sehr glücklich, und die Ärztin zögerte, in ihre Freude einzustimmen – aus Angst, die Sache mit der Adoption könnte einen Haken haben. Mit Besorgnis dachte sie daran, was das dann für eine ungeheure Enttäuschung werden würde. Das Paar war jedoch äußerst optimistisch, und die Ärztin konnte nur schweigen – mit gekreuzten Fingern [eine in Großbritannien übliche Beschwörung zur Abwehr des Bösen. Anm. d. Übers.].

Dieses Geschehen, das mit der Bitte um Ausstellung eines Passes begann, konnte man wie eine Reise betrachten, die verschiedene Grenzen der Abwehr überschritt. Es begann mit der Ärztin, die unter Zeitdruck dazu neigte, hinauszuschieben oder zu vermeiden, sich überhaupt näher mit den Problemen der Patientin zu befassen. Dann fühlte sie sich durch ihr Gewissen getrieben, weiterzumachen, während die Patientin ihr folgte, wenn auch zweifelnd, ob sie den richtigen Weg gehen würden. Die Ärztin gerät fast in eine Sackgasse hinein, findet aber einen Ausweg, um auf den richtigen Weg zurückzukommen. Die Patientin stimmt dann der vorgeschlagenen Route zu, erreicht eine beträchtliche Distanz zu sich selbst und bringt es schließlich noch fertig, daß ihr Mann mit ihr diesen Weg geht. Plötzlich gesellt sich ein weiterer Reisender zu ihnen, das Baby. Wer weiß, wohin der Weg nun führen wird? Jetzt ist es die Ärztin, die vorsichtig ist und alles verlangsamen möchte, aber sie wird nun nicht mehr benötigt.

Die Beschaffenheit von Abwehr- und Widerstandserscheinungen war ein immer wiederkehrendes Thema in unseren Überlegungen.

„Ist es eine Abwehr oder nicht? Sie kann sich auf jede Weise zeigen, Vermeidung oder extreme Nettigkeit, damit du dir nur nicht deiner schlimmen Gefühle gewahr werden mußt."

„Der Wandel, der durch das Training erreicht wurde, ist sicher ein Abbau von Widerständen, ein Fallenlassen von Schranken, um die eigenen Möglichkeiten zu erweitern und verfügbarer zu werden für einen weiteren Bereich von Menschen."

Es gibt eine Anzahl von Mechanismen, durch die Patient und Arzt sich gegenseitig auf Distanz halten können. Das Konzept des Abstandes ist wichtig, weil die Beziehung eine dynamische Angelegenheit ist, in der die Bewegung nur einer der Parteien den Abstand zwischen beiden verändert. Man könnte voraussetzen, daß es für den einzelnen Patienten und seinen Arzt eine optimale Distanz gibt, in der die Aufgabe der Begegnung, nämlich Diagnosestellung und Behandlung, am leichtesten möglich sind. Dieser Punkt ist in einem leicht störbaren Gleichgewicht, das leicht durch eine weitere Bewegung nur einer Seite zerstört werden kann, so daß auf fruchtbare Gespräche eine unproduktive Phase folgen kann, wie auch eine scheinbar undurchdringliche, festgefahrene Beziehung sich zu einem günstigeren Verlauf entwickeln kann.

Wenn der Abstand zu groß ist, bleibt der Patient ein Stereotyp – ein dickes Mädchen, eine taube alte Frau, ein Alkoholiker, ein Neurotiker usw. Wenn er aber zu gering ist, dann kann das Verflochtensein des Arztes mit dem Patienten als einem Individuum ihn daran hindern, die notwendige kritische, berufliche Unvoreingenommenheit zu erhalten.

Einige der Spielarten von Abwehr und Distanz können zusammengefaßt werden unter den Begriffen Kampf, Furcht und Flucht. Wo eine gegenseitige Antipathie zwischen Arzt und Patient in einer Kampfatmosphäre besteht, da wird jede Bewegung eine *gegen* den anderen sein. Das Ergebnis wird sich irgendwo auf einer Skala zwischen Konfrontation bis hin zu bewaffneter Neutralität und passivem Widerstand einreihen, bis hin zu der einfachen Feststellung, nicht übereinzustimmen. Dies ergibt allerdings eine unerquickliche Beziehung, in der „wichtige Augenblicke" kaum zu erleben sind, weil keine der Parteien den Weg freigeben möchte – wie es etwa in dem Fall von Mrs. Friedmann weiter oben berichtet wurde.

In einer durch Furcht charakterisierten Situation kann die Besorgnis um die Konsequenzen einer zu offenen Beziehung und einer stillschweigenden Verschwörung, schmerzliche Bereiche zu vermeiden, vorherrschen.

Oberflächliche Dinge können angenehm und befriedigend sein, wenn Patient und Arzt sich Seite an Seite vorwärtsbewegen und so den Status quo aufrechterhalten. Um einen Fortschritt zu erzielen, muß die Beziehung weniger bequem, weniger abgekartet, herausfordernder werden, obwohl sich dieses bedrohlich für eine lange Fortsetzung erweisen kann. Der Bericht über Lesley zeigt einige dieser Züge.

Im Fall von Hilda (und auch Sarah in Kapitel 8) war es das Gefühl des Arztes von mangelnder Übereinstimmung, das bei einer scheinbaren Routineberatung auftauchte. Daraus ergab sich eine Zeitlang ein intensiverer und vertrauter Austausch, bei dem der Arzt sich um ein besseres Verstehen bemühte. Später kehrte die Beziehung auf eine leichter zu ertragende, nüchterne Ebene zurück, aber sie wird nie ganz dieselbe sein wie vorher, weil etwas Nützliches erreicht worden ist.

Eine dritte Verlaufsmöglichkeit entsteht, wenn Patient und Arzt sich in einer Fluchtreaktion auseinanderbewegen; der Arzt vielleicht in Verzweiflung über die Unlösbarkeit der Probleme und über das Versagen vorausgehender Bemühungen, näher heranzukommen; der Patient, weil er enttäuscht ist über die Unfähigkeit des Arztes, etwas zu ändern. Beide können sich hinter Barrikaden zurückziehen bis zu dem Zeitpunkt, wo ein äußeres Ereignis auftaucht, das die Lage für sie beide verändert – oder einer von ihnen die Beziehung beendet.

MARTHA
Die Ärztin hatte von ihr den Eindruck einer „traurigen, schrumpeligen Dame", die vor Jahren von einem gewalttätigen Mann geschieden wurde. Sie mußte alleine zwei schwer geistig behinderte Teenager aufziehen, nachdem ihre drei älteren Kinder das Haus verlassen hatten. Die Ärztin hatte sich jahrelang um diese Familie gekümmert, hatte Marthas Kopfschmerzen und Menstruationsprobleme behandelt, besorgte ein Beruhigungsmittel für die Krampfanfälle der Tochter und hörte von den erschreckenden und unkontrollierbaren Wutanfällen des Sohnes. Martha sah immer unglücklich aus, sprach mit einer emotionslosen, monotonen Stimme und hatte eine ziemlich graue Haarfarbe. Die Ärztin fühlte sich unfähig, die dicke Mauer von geduldig ertragenem Elend zu durchbrechen, und wenn es überhaupt mal geschah, dann drückte sie sich so aus: „Es ist alles sehr schwierig, Frau Doktor."

Eines Tages kam sie in die Sprechstunde und sagte: „Ich fühle mit so krank, so furchtbar!" Tatsächlich aber sah sie ein wenig besser aus, etwas munterer, mit etwas mehr Farbe in ihrem grauen Gesicht. Beherzt gegann sie über den Tod ihres Ex-Ehemannes zu sprechen, der vor einigen Wochen nach 21jähriger Krankheit gestorben war. Ein Tumor in der Speiseröhre hatte dazu geführt, daß er nicht mehr sprechen konnte und bis zu seinem Tod unter Erstickungsanfällen litt. Sie erinnerte sich an die schwierigen Jahre mit ihm, in denen seine Gewalttätigkeit nach der Geburt jedes Kindes schlimmer wurde, und der behinderte Sohn der letzte Strohhalm zu sein schien. Während einer Auseinandersetzung hatte sie sich im Schlafzimmer eingeschlossen, und als er dabei war, die Tür einzuschlagen, sprang sie aus dem zweiten Stockwerk um zu flüchten. Dabei zog sie sich Verletzungen an Wirbelsäule und Fußknöchel zu, die zu bleibenden Beschwerden geführt hatten. Bald danach wurde die Ehe geschieden. Die älteren Kinder waren dem Vater sehr böse, aber sie sagte wehmütig, sie hätten auch einige glückliche Tage gehabt, bevor die Kinder kamen. Obwohl sie so viele Jahre Angst vor ihm gehabt hatte, tat er ihr doch leid in seiner Krankheit, und sie hatte ihre Töchter zu einem Besuch zu ihm geschickt.

Die Ärztin war nach den Jahren einsilbiger Nichtkommunikation verblüfft über all diese Informationen. Martha kehrte auf Einladung zwei Tage später zurück und sprach noch offener über ihr früheres Leben: wie der Mann die älteste Tochter sexuell mißbraucht habe, die danach einen Nervenzusammenbruch erlitten habe; wie der behinderte Sohn aufgezogen wurde, für dessen Behinderung der Vater ihr die Schuld zuwies, und sie all diese Schwierigkeiten als eine Strafe auf sich genommen habe; wie sie später entdeckt habe, daß ihr Mann auch die zwei jüngsten Kinder sexuell mißbraucht hatte. Sie begann zu weinen, zunächst sich entschuldigend, dann aber freier, nachdem auch die Ärztin diese Gefühle annahm.

Bei der Diskussion des Falles hatte die Gruppe den Eindruck, daß der Tod des Mannes Martha aus ihrem unsäglichen Elend befreite. Es wurde ihr jetzt möglich, ihre Traurigkeit zum Ausdruck zu bringen und all ihre Verluste zu betrauern – ihre mißlungene Ehe, die Schwierigkeiten ihrer Kinder und zuletzt den schmerzlichen Tod ihres Mannes. Vielleicht hatte die Tatsache, daß die Ärztin ihr stummes Elend während fünf Jahren zugelassen hatte, ihr geholfen, diese jetzige Enthüllung ihrer Gefühle zu ermöglichen, so daß sie sich jetzt vielleicht ein neues Leben gestalten konnte.

Eine Zeitlang kam sie nicht wieder, aber ihre Befreiung – wenn es eine solche war – schien eine mächtige Wirkung auf die jüngeren Kinder gehabt zu haben. Einige Monate später heiratete ihr Sohn ein Mädchen, das er im „Reading Centre" kennengelernt hatte. Sie hatte auch ihre Probleme und konnte z.B. schlechter lesen als er, aber er sprach ganz stolz von „meiner Frau" und schien erwachsener und verantwortungsbewußter zu werden. Die Tochter hatte die Schule verlassen und erreichte etwas Unabhängigkeit durch eine einfache Teilzeitarbeit. Jetzt kleidete sie sich mehr wie eine junge Frau und nicht mehr wie ein kleines Mädchen, sie sprach klar und deutlich mit der Ärztin. Martha fürchtete ihren Sohn nicht mehr. Wenn er Wutanfälle hatte, waren sie nicht mehr gegen sie gerichtet. Aber sie hatte Angst, allein in ihrer Wohnung zu sein, weil ja jemand einbrechen könnte.

Der Aspekt, der in diesem letzten Fall vielleicht am meisten ermutigen könnte, ist die Tatsache, daß all die Jahre scheinbar fruchtloser Bemühungen der Ärztin, mit Marthas Gefühlen in Kontakt zu kommen, nicht nutzlos waren. Irgendwie ist der Grundstein für die Beziehung gelegt worden, die sich dann entwickelte, als die Schranken schließlich ganz gefallen waren, obgleich die Ärztin selbst nichts mehr zu diesem Geschehen beitragen konnte. Ohne diese Grundarbeit hätte Martha möglicherweise niemanden gehabt, an den sie sich mit ihrer Flut von freigewordenen Gefühlen, die sie zu überwältigen drohten, hätte wenden können. Nachdem die lange Periode der Frustration ertragen worden war, könnte die Ärztin der Patienten jetzt den Rettungsring zuwerfen.

Ohne ähnliche Bemühungen des Arztes, in all diesen verschiedenen Situationen die Natur der Abwehr-Sackgasse zu erkennen und entsprechend zu handeln, wird eine schwierige Beziehung zu oft in eine beunruhigende Mischung von geheimem Einverständnis und Verachtung entgleiten. Kann es sein, daß diese zwei Gefahren zwei Seiten derselben Medaille sind? Es ist merkwürdig, daß es manchmal das Verächtlichste ist, was ein Arzt einem aggressiven oder fordernden Patienten gegenüber tun kann, nämlich ihm genau das zu geben, was er verlangt: Überweisung, weitere Untersuchung oder ein Medikament – mit dem Wissen, daß es nicht das ist, was er braucht, aber mit dem heimlichen Gedanken, daß es ihm gerade recht geschieht.

Aber wir können uns ähnlich verhalten, wenn auch mit anderen Gefühlen, wenn wir bei entsprechenden Patienten beschließen, „nett" zu sein, einen guten Umgang mit Patienten zu haben oder - um ihr Wohlwollen zu behalten – beschließen, ihnen lieber ihren eigenen Willen zu lassen, als sie mit der Frage, was sie eigentlich suchen, herauszufordern.

Wenn der Arzt von den Mustern dieser Abwehrinteraktionen hört und sich ihrer mehr bewußt wird, dann kann er seine Fähigkeit verbessern, sie zu erkennen und mit ihnen umzugehen, wenn sie in der Praxis auftauchen.

Das kann bedeuten, daß man entweder die Initiative ergreift, die eigenen Abwehrmechanismen aufzugeben, um den Patienten zu ermutigen, seinem Beispiel zu folgen, oder ihm seine eigene

Sicht der Situation gegenüberzustellen, oder manchmal die Frustrationen ohne Verzweiflung zu ertragen, bis etwas geschieht, das einen Wandel zuläßt.

6. Momente des Wandels

ANDREW ELDER

Ein praktischer Arzt, der hinter seinem Tisch sitzt und hofft, daß er all seinen Patienten helfen kann, wird bald erschöpft oder desillusioniert sein. Der Allgemeinarzt muß lernen, mit seinen Patienten in einer Welt zu leben, die sich viel weniger ändert als beide oft wünschen. Der Arzt tappt oft im dunkeln, und nur von Zeit zu Zeit bekommt er flüchtige Einblicke in seinen Patienten. Er muß darauf bedacht sein, nicht zuviel herauszufinden, und muß zufrieden sein, den richtigen Abstand zwischen sich und dem Patienten zu finden. Manchmal ergreift er die Initiative, und ein andermal muß er zurückhaltender sein.

Die Enttäuschungen seiner Arbeit müssen ertragen werden, genauso wie Unsicherheit und Hoffnungslosigkeit sein müssen, damit andere mögliche Wandlungen sich ereignen können.

Das Ziel dieses Kapitels ist es, zu untersuchen, in welchem Ausmaß diese zwei Welten, nämlich die Welt des Arztes und die des Patienten, sich in Augenblicken des Sich-gegenseitig-verstehens begegnen. Wieviel wirkliche Verständigung kann da entstehen? Wieviel aus der Welt des Patienten kann der Arzt richtig einschätzen? Und wenn es da einen kurzen Kontakt gibt, wie beeinflußt das die Beziehung zwischen beiden hinterher? Welcher Wandel findet bei wem statt? – Das sind schwierige Fragen, die in jedem Setting untersucht werden müssen. In der Allgemeinpraxis sind sie wegen der verschiedenartigen und flüchtigen Natur der Begegnungen von doppelter Bedeutung.

Es kann viele Augenblicke bei Beratungen geben, in denen der Arzt mehr oder weniger versteht, was der Patient ihm mitteilt, und er schwingt mit. Aber gelegentlich finden bedeutungsvollere Gespräche statt, in denen sich in einem Augenblick der gesamte Eindruck des Arztes von seinem Patienten verändern kann – ein zentraler Punkt z.B., um den herum ein Wandel ihrer Beziehung geschieht.

Eine Ärztin berichtete von einer Begegnung mit einem Patienten, der in mancher Hinsicht als ein „hoffnungsloser Fall" betrachtet werden konnte. Sie hatte ihn gerade vor zwei oder drei Tagen gesehen, aber dann wandelte sich das Gespräch positiv und dauerte 20 Minuten.

RALPH

Er ist 63 Jahre alt. Seit etwa vier Jahren kommt er in die Praxis, und ich kenne ihn als einen chronischen Alkoholiker, der im örtlichen Krankenhaus auf der „Leberstation" ein- und ausgeht. Er ist einer der zahlreichen Patienten, bei denen man das Gefühl hat, ihnen wahrscheinlich nicht helfen zu können. Er war kürzlich wegen eines blutenden Magenulkus in stationärer Behandlung. Jetzt kam er herein und sagte, daß er Husten habe, sich dadurch aber nicht beeinträchtigt fühle. Aber offensichtlich hatte er an dem Tag schon getrunken. Ich stellte mich wirklich darauf ein, seinen Husten zu behandeln – und nichts sonst. Und dennoch entschied ich, daß man doch mal wieder über dieses Trinken reden sollte. Er erzählte, daß sich 1978 eine Gruppe im Krankenhaus gefunden habe, an der er über zwei Jahre regelmäßig teilgenommen habe. Mit dieser Hilfe habe er es geschafft, den Alkohol zu lassen. Aber danach habe er es doch nicht mehr geschafft, ohne seine Martini-Flasche zu leben, weil die Entzugssymptome so furchtbar gewesen seien. Er fühle sich, als sei der Hals eingeschnürt und alle könne er keine Luft mehr bekommen. Er wisse, daß seine Tage gezählt seien.

Ich denke, er wünscht sich verzweifelt aufzuhören, aber er ist voll furchtbarer Angst, daß er bei diesen nächtlichen Anfällen ersticken könnte.

An irgendeinem Punkt begann ich, mehr Sympathie für ihn zu empfinden. Irgendwie taute er ein bißchen auf und wurde mitteilsamer. Er sagte, er sei homosexuell, und ein Psychologe hätte ihm die Adresse einer Homosexuellengruppe in London gegeben... Das habe zwar nichts mit Alkohol zu tun, aber zu seiner Unterstützung solle er doch mit dieser Gruppe Verbindung aufnehmen. Ich fragte ihn, ob er jemals bei den Anonymen Alkoholikern war, aber er meinte, von denen halte er nicht viel.

Er schien sich wirklich sehr ernsthaft zu bemühen, wieder mit dem Trinken aufzuhören. Als ich ihn fragte, ob er bereit sei, wieder einmal zur Entgiftung ins Krankenhaus zu gehen, sagte er, er könne das im Augenblick nicht, wegen der Gefahr, seinen jetzigen Job zu verlieren. – Er ist

Lagerarbeiter und hat viele Jahre in einem Familienbetrieb gearbeitet. Die Firma löste sich aber auf, und er hat tatsächlich einen neuen Arbeitsplatz gefunden, wo er am Montag beginnen kann. Er meinte, mit 63 Jahren würde er wahrscheinlich kein anderes Angebot bekommen. Deshalb ist es für ihn so wichtig, mit dieser Arbeit zu beginnen.

Wenn er schwere Entzugssymptome bekäme, so dachte ich, könnte ich ihm ein paar Tage lang mit Chlormethiazol helfen. Ich bin allerdings mit diesem Medikament nicht sehr vertraut, geschweige denn sehr glücklich über die Anwendung.

Ich wußte, daß er keine Familienangehörige hat, und ich fragte ihn, ob er irgendwelche homosexuellen Freunde oder Kontakte habe. Nein, die habe er nicht. Er war offensichtlich sehr einsam. Wir vereinbarten, daß er mich am Montag anrufen solle, um mir zu sagen, wie es ihm gehe. Beim Herausgehen erinnerte er mich freundlich daran, daß ich vergessen hatte, ihm etwas für seinen Husten zu verschreiben. So verschrieb ich ihm noch ein Antibiotikum.

Als er ging, sagte er: „Ich habe wohl 'ne Menge Ihrer Zeit in Anspruch genommen?!" Es waren tatsächlich 20 Minuten. Beim Abschied sah er ganz fröhlich aus, und auch ich fühlte mich am Ende des Gespräches recht froh. Ich hatte ein wenig Hoffnung für ihn. Aber ich weiß nicht, irgend etwas ging mir noch nachträglich durch den Kopf.

Auf den ersten Blick scheint dies ein völlig normaler Ablauf zu sein. Die Ärztin sieht einen Patienten und entschließt sich, das auszuführen, wonach sie gefragt wird, und nicht weiter nachzufragen. Ihr erster Eindruck ist, daß dieser Mann irgendwie ein hoffnungsloser Fall ist. Ihre Diagnose könnte gelautet haben: „Brustinfektion eines chronischen Alkoholikers mit schlechter Prognose." Wie sie jedoch später in der Diskussion erwähnt, war sie kürzlich sehr erfolgreich bei einem anderen Patienten, der ebenfalls eine lange Alkoholanamnese hatte. So war es vielleicht dieser Erfolg, zusammen mit einem in sich selbst wahrgenommenen Gefühl von Wärme, was dann ausreichte, sie zu veranlassen, ein paar Nachfragen zu stellen und dem Patienten zuzuhören, als er erklärt, wie wichtig ihm sein neuer Arbeitsplatz ist. Ein Gefühl der Sympathie entstand, und das Gewissen der Ärztin rührte sich. „Irgend etwas teilte er mir mit, wissen Sie, ... und ich fühlte, daß ich doch nicht absichtlich meine Augen vor seinen großen Problemen verschließen könne, um mich nur mit seinem kleinen Problem zu beschäftigen!"

Hier gibt es keinen dramatischen Wandel in der Beziehung. Die Welt der Ärztin und die des Patienten scheinen sich nicht besonders nahe zu sein. Es entsteht aber eine deutliche Bewegung, die sich von der ursprünglichen Vorstellung eines einsamen homosexuellen Alkoholikers mit Leberschaden abwendet und zu einer Person hinführt, für die die Ärztin bereit ist, „daß er mich am Montag anruft, um mir zu erzählen, wie es ihm geht".

Wahrscheinlich hat der Patient sein Leben lang die Erfahrung gemacht, immer wieder abgewiesen zu werden. Er ist keiner von denen, die die persönliche Aufmerksamkeit der Ärztin erwarten. Er wird eher beschämt und überwältigt sein, diese Aufmerksamkeit zu erhalten.

Ein anderer Arzt erwähnte in der Diskussion: „Das ist doch ein Mann, der abgewiesen wird, nicht wahr?" Man kann sich leicht einen vielbeschäftigten Arzt vorstellen, der mit einem solchen Fall kurzen Prozeß macht, um in seiner morgendlichen Sprechstunde weiterzukommen. Jedoch diese Ärztin hat sich weder durch diesen Mann schockieren lassen, noch war sie von zu großem Eifer getrieben, ihn zu verändern. Sie hat ihn behandelt wie einen Menschen, der dringend Hilfe braucht, und nicht wie irgend einen Alkoholiker. Sie hat ihn angenommen, wie es viele erfahrene praktische Ärzte getan hätten.

Während der Diskussion des Falles schien es allgemeine Übereinstimmung darüber zu geben, wie wertvoll es war, was die Ärztin mit ihrem Patienten erreicht hatte. „Das ist die richtige Atmosphäre, in der Du Dich auf wirksame Weise mit dem Patienten einlassen kannst, selbst wenn er fühlen könnte: Mein Gott, sie redet über den Alkohol, den ich getrunken habe."

Gleichzeitig bestand auch ein ständiger Zweifel während der ganzen Diskussion: Könnte es einen Bereich intensiveren Kontakts zwischen beiden gegeben haben, der ihnen nicht bewußt war? Dieser andere Gesichtspunkt wurde von einem Arzt beleuchtet, der meinte: „Wenn Du Dich darauf konzentrierst, ihn vom Trinken abzubringen, dann versäumst Du die wirklich wichtige, die mögliche Arbeit. Ich fühle mich bei diesem Gedanken sehr traurig!"

Diese mögliche Arbeit, die ganz nahe an die Oberfläche kam und doch nicht ganz sichtbar wurde, schien mit der nächtlichen

Angst des Patienten und seinem Gefühl des Erstickens in Zusammenhang zu stehen. Dies war die Richtung, in der starke und unmittelbare Gefühle zu liegen schienen. „Ich denke, er braucht jemanden, der mit ihm fühlt, wie völlig unerträglich die nächtliche Situation ist. Mit dem Tag kommt er zurecht, wenn er arbeitet. Aber offensichtlich wagt er es einfach nicht, ohne vorherigen Alkoholkonsum schlafen zu gehen."

Der Patient, einsam und ängstlich, nähert sich dem Tode. Er hatte wahrscheinlich sein Leben lang Angst vor der Dunkelheit, vor der Nacht und vor dem Alleinsein. Könnte ein solches Gefühl mitempfunden werden? Was müßte im Kopf des Arztes passieren, um ein solches Mitgefühl zu ermöglichen? Die intellektuelle Erkenntnis, daß dies ein wahrscheinlicher Gesichtspunkt in der Erfahrung des Patienten sein könnte, würde nicht ausreichen.

Wir haben oft in unseren Gesprächen auf „Umschaltungen" und „Ebenen des Engagements" hingewiesen. Vielleicht können wir drei oder vier Umschaltstellen oder Ebenen in diesem Fall entdecken.

Ein Arzt könnte die Lage sehr schnell einschätzen und sich entscheiden, nur das Mindeste von dem Erbetenen zu geben. Er weiß, daß er diese Wahl getroffen hat, und fühlt sich nicht allzu schlecht dabei. Er erkennt, daß er nicht alles für jedermann tun kann, und er zieht den Kopf ein, wenn die Zukunftsperspektive nicht vielversprechend aussieht. Die Ärztin, die den Fall vortrug, hatte wahrscheinlich diese Einstellung bei den ersten Begegnungen mit diesem Patienten.

In einer anderen Ebene könnte ein Arzt den Befund seines Patienten aufgreifen, indem er die Brustinfektion nur als „Eintrittskarte" versteht und seinen Alkoholismus oder möglicherweise sogar seine Homosexualität als „wirkliches Problem" ansieht, als etwas, wonach praktische Ärzte suchen sollten, um es dann „in den Griff" zu bekommen. Er würde verschiedene geeignete Schritte tun, zunächst Alkoholentzug, dann soziale Unterstützung, homosexuelle Beratung – Vorgehen nach Vorschrift, ohne viel Rücksicht auf den Menschen. Dieser Arzt würde sich wie ein Elternteil verhalten, der, obwohl er die Angst des Patienten wahrnimmt, welcher sich in der Nacht an seine Flasche klammert, diese ihm wegzunehmen versucht und sagt: „Das wird Dir nicht guttun, Du solltest das besser aufgeben!"

Eine etwas anspruchsvollere Einstellung könnte den Arzt dahin führen, den Patienten als einen unglücklichen Mann zu sehen, Mitgefühl für seinen Zustand zu empfinden und ihm Zeit und Raum zum Atmen zu geben. Dieses Annehmen gilt der Person, nicht dem Problem, und ebnet den Weg, sich dem Patienten in der Zukunft als nützlicher Arzt anzubieten. – Die elterliche Stimme würde jetzt sagen: „Ich sehe, daß Du in der Patsche bist und Deinen Alkohol brauchst. Ich kann das akzeptieren und wahrnehmen, daß es mehr oder weniger unmöglich für Dich ist, anders zu leben. Es wäre schön, wenn Du es könntest, aber ich werde da sein, wenn Du es nicht kannst. Ich werde Dich ermutigen, wenn Du es gut machst, und werde Dich nicht anklagen oder zurückweisen, wenn Du versagst!" Dieses scheint nahe an die tatsächliche Verhaltensweise der Ärztin heranzukommen.

Eine weitere Möglichkeit eines intensiveren Kontaktes wurde oben erwähnt. Diesmal geht die Ärztin auch ein Stück des Weges mit dem Patienten. Aber gleichzeitig erlaubt sie auch dem Hauptanliegen des Patienten, nämlich der schrecklichen Furcht vor dem Tod und dem Alleingelassenwerden, aufzutauchen. Und so kann sie viel von seiner Not verspüren.

Eine solche Erfahrung kann eine Zeitlang die Beziehung zwischen Arzt und Patient verändern. Der Arzt sieht den Patienten lebendiger und antwortet auf ihn aus einer reicheren Sicht, während auch der Patient den Arzt in einem anderen Licht wahrnimmt.

Paradoxerweise scheinen sich solche Geschehnisse eher dann zu ereignen, wenn Gedanken an Veränderungen oder an „die Dinge zum besseren zu wenden" dem Arzt völlig fern liegen.

In diesem besonderen Fall geht aus den Nachfolgeberichten hervor, daß die Ärztin für diesen einsamen und unglücklichen Mann wirklich zu jemandem wurde, an den er sich hilfesuchend wenden konnte.

Er bekam doch Schwierigkeiten im neuen Job und begann wieder sehr stark zu trinken. Aber früher, als er es sonst getan hätte, kam er zur Ärztin und wurde zum Entgiften eingeliefert. Es wurde mehr Nachdruck auf sein

Alkoholproblem gelegt. Er kam oft und war laut letztem Folgebericht 27mal im letzten Jahr bei der Ärztin. Ihre Beziehung schien sich einzuspielen auf der Ebene: die gute Ärztin und der unglückliche Mann.

In einem Folgebericht wird die Furcht des Patienten erwähnt, in einem Komazustand gefunden, für tot gehalten und lebendig begraben zu werden.

Kein Arzt aus dieser Gruppe ist ausgebildeter Psychotherapeut, und nur einige hatten Erfahrung mit einer persönlichen Therapie oder Analyse. Wir waren jedoch alle erfahren in psychotherapeutischen Methoden, die gewöhnlich in der Hausarztpraxis angewandt werden. Es war nicht unsere Sache, die Ergebnisse dieser Methoden selbst zu beschreiben. Sie sind zusammen mit Stethoskop, Ophthalmoskop und Medikamentenbuch Teil des technischen Rüstzeugs eines ausgebildeten Arztes. Wir waren mehr daran interessiert, herauszufinden, wie die Gesamtantwort des Arztes auf den Patienten wirkte. In den meisten Fällen versuchte der Arzt, all seine üblichen „Tricks" anzuwenden. Diese wurden jetzt gemieden, weil sie innerhalb der Einschränkungen der gegenwärtigen Arzt-Patient-Beziehung lagen. Wenn ein Wandel stattfinden sollte, dann müßten die beiden in eine größere Nähe zueinander gebracht werden.

So schien es auch im folgenden Fall gewesen zu sein.

STUART

Der Arzt kannte Stuart, einen jungen Mann um die zwanzig, seit etwa vier Jahren, bevor er ihn in der Gruppe vorstellte. Er empfand ihn meist als einen ziemlich ärgerlich machenden Patienten. Er beschrieb seine frühere Beziehung zu ihm in folgenden Worten: „Verwirrend und ausdruckslos, er wirkt ungläubig und überheblich. Ich hatte meist das Gefühl, ihn schütteln zu müssen, aber statt dessen behandelte ich ihn mit übertriebener Vorsicht, mit 'Samthandschuhen'". Er berichtete von zwei etwa einen Monat auseinanderliegenden Gesprächen, in denen das übliche Muster ihrer Beziehung sich zu wandeln schien:

„Er ist ein schlanker, ziemlich ausdrucksloser, überlegen wirkender junger Bursche, der noch studierte, als ich ihn vor einigen Jahren zum ersten Mal traf, als er gerade einige Prüfungen machen sollte. Er hatte zunehmende Ängste vor seinem Examen und brach es deshalb ab. Ich glaube, das ist mindestens zwei- oder dreimal nach dem gleichen Muster passiert. Er kam zu mir wegen Schlaflosigkeit, Unruhe und einer Menge von Symptomen, die mit der Angst in Zusammenhang standen und sich ausschließlich um die bevorstehenden Prüfungen drehten."

Der Arzt hatte nie das Gefühl, ihm hierbei helfen zu können. Er sah ihn zunehmend häufiger, als die Examina näher rückten. Am Ende verschrieb er ihm verschiedene und stärkere Tranquilizer – bis Stuart alles abbrach. Er ging nach Hause, und alles beruhigte sich ein wenig bis zum nächsten Jahr.

Nachdem dies zwei- oder dreimal passiert war, fühlte sich der Arzt ratlos und überwies den Patienten an eine Beraterin, die in seiner Praxis arbeitete.

Sie sah ihn über ein Jahr wöchentlich, und wir sprachen von Zeit zu Zeit über ihn. Genau derselbe Ablauf wiederholte sich. Er verließ das College und schaffte nie einen Abschluß. Dann nahm er einen Gelegenheitsjob als Fahrer in einem örtlichen Geschäft an und ist nach zwei Jahren immer noch dort.

Der Arzt sah ihn später wieder, als er eine Hornhautentzündung hatte und die Firma ihn nicht arbeiten lassen wollte, bevor er nicht gründlich untersucht und behandelt worden war. Er wurde wieder ein häufiger Besucher und fuhr fort, seinen Angstzustand in einer Weise zu schildern, die den Arzt sich hilflos fühlen ließ.

Auf dem Hintergrund dieser häufigen Beratungen und seiner festgefahrenen Gefühle begann der Arzt seinen Bericht über die neuerlichen Gespräche.

Er begann von verschiedenen körperlichen Beschwerden zu reden, so als ob er mich vorher noch nie gesehen hätte – unglaublich langweilig, sehr ausführlich und zurückhaltend. Er war sehr beherrscht, aber aggressiv gegenüber Ärzten und Dingen und erzählte eine lange Geschichte von hunderterlei Körperbeschwerden. Wegen Kribbelgefühlen hatte er sich an den Berufsgesundheitsdienst gewandt, wo man ihm sagte, daß es Angst sei. Dann war er zum Unfalldienst gegangen, wo man ihm einige Tranquilizer gegeben hatte, die er mir in einer ziemlich abschätzigen Weise über den Tisch schob. Danach ging er nach Hause. Und obwohl er mich wirklich gut kennt, ging er zu seinen Eltern, deren Arzt ihm wiederum andere Tranquilizer verschrieb.

Wieder wurde derselbe unangemessene Verlauf beschrieben.

Der Arzt denkt ganz zweifellos, der Patient solle seine Bemühungen nicht so abwerten und positiver auf seine therapeutischen Anstrengungen antworten. Aber der Patient empfindet das anders. Er fühlt sich hilflos und im Stich gelassen, und dieses Gefühl überträgt er mit Erfolg auf den Arzt, der jetzt seinen wachsenden Ärger beschreibt.

Ich war richtig wütend auf ihn und versetzte ihm tatsächlich, wenn auch auf eine ziemlich verdeckte Weise, einen ganz schönen Stoß. Ich sagte ihm, wie schwer es ihm fallen müsse, überhaupt jemandem zu vertrauen und wie schlimm das für ihn sein müsse, so nutzlose Ärzte zu haben, die ihm nicht helfen könnten, dabei müsse er sich doch ziemlich hilflos fühlen.
 Er sah ziemlich verdutzt aus und meinte, daß er durch nichts beunruhigt sei. Er mache sich keine Sorgen. Darauf meinte ich, vielleicht wäre es gar nicht so schlecht, wenn er sich mal welche machen würde. Das wäre bestimmt kein Unglück, anstatt immer über alles hinwegzugehen. Er sah dabei ziemlich verblüfft aus, und ich fühlte mich nicht wohl danach. Ich fuhr energisch fort: „Wir müssen Ihre Symptome ernstnehmen!" und untersuchte ihn dann körperlich sehr gründlich. Es dauerte bestimmt eine halbe Stunde.
 Es verging ein Monat, bevor der Patient den Arzt wieder aufsuchte. Er begann damit, dem Arzt seine neuen Beschwerden zu schildern. Der Arzt meinte, es sei wieder so, als stünde ein Examen bevor, aber jetzt gäbe es doch gar keines. Der Patient antwortete, daß seine Arbeit, die er immer noch hätte, ihm etwas Sorgen mache. Er habe auch etwas Ärger mit seiner Vermieterin. Er wäre gern in der Firma und finde seine Arbeit angenehm. „Die Leute sind nett, dennoch machen meine Eltern sich Sorgen. Sie sagen zwar: 'In Ordnung, wenn's dir Spaß macht'." Ich fragte ihn, ob seine Eltern mit ihm immer verständnisvoll und tolerant umgingen. Er sah mich etwas überrascht und meinte: „Ja, natürlich...". Dann schaute er nach unten, stammelte etwas vor sich hin und sagte: „Ja, aber vielleicht bräuchte ich mal so etwas wie einen Tritt in den Hintern!"
 Dies war eine Gelegenheit, auf das letzte Gespräch zurückzukommen, und gab einen plötzlichen Hinweis auf die Beziehung. Der Arzt meinte, er habe gespürt, daß er es ihm beim letzten Mal so ein bißchen „gegeben" habe, und daß er ja vielleicht gelegentlich so einen Tritt vertragen könne. Dem Arzt wurde seine eigene vorherige Vorsicht und eher gehemmte Behandlung des Patienten bewußt.
 Er sagte dem Patienten, daß er sich von ihm oft ziemlich eingeschüchtert gefühlt hätte und daß der Patient vielleicht stärker sei, als er es

selbst wahrnähme. Dies rief eine eindeutige Reaktion beim Patienten hervor – ganz anders, als was er bisher von sich gezeigt hatte. Die Vorstellung, daß er jemanden eingeschüchtert hatte oder daß er eindrucksvoll gewesen sei, rüttelte ihn völlig auf, und dann lachte er. Es war das erste Mal, daß ich diesen Mann wirklich einige Gefühle zeigen sah. Er konnte einfach nicht darüber hinwegkommen: „Was! Ich! Stark!?" Das war offensichtlich eine neue Sicht seiner selbst.

Was mag hier wohl geschehen sein? Alle Bemühungen des Arztes, den Patienten zu verändern, umzuformen oder zu heilen, ob durch Verschreibung, Überweisung oder durch den Versuch, seinen Hintergrund zu verstehen, waren erfolglos. Der Patient blieb unerreichbar. Er übermittelt dem Arzt seine zunehmenden Ängste in Form von Symptomen. Obwohl er von ihnen in einer ziemlich überwältigenden Weise betroffen ist, übergibt er sie dem Arzt, damit dieser etwas damit anfange. Dann sieht er gingschätzig zu, während der Arzt, erstaunlich bereit, darauf hereinzufallen, mit zunehmender Verzweiflung alles, was er weiß, zu tun versucht. Dabei erfährt er mehr und mehr die hilflose Angst des Patienten am eigenen Leib. Vielleicht hätte er das nicht lange ausgehalten.

Dann aber gibt es einen plötzlichen Wechsel der Wippe, eine abrupte Umkehr: Der Arzt kann plötzlich seine Gefühle durch eine sarkastische Äußerung preisgeben.

Der Patient ist wie zerschmettert. Dem Arzt tut es leid, und er versucht, vor dem Auseinandergehen das Gleichgewicht durch eine körperliche Untersuchung wiederherzustellen. Innerhalb dieser Schaukelbeziehung gab es starke Umkehrphantasien.

Der Patient verhielt sich auf der einen Seite übertrieben hilflos und schwach erscheinend, während er auf der anderen Seite den Arzt stark und mächtig erlebte. Diese Sichtweise wird durch eine verwirrende, ironische Äußerung mitgeteilt, die zu sagen scheint, daß in Wirklichkeit das Gegenteil wahr ist: Die Anstrengungen des Arztes sind lächerlich, während der Patient über allem steht.

Die plötzliche Entlastung des Gefühls beim Arzt war ein sehr wichtiger Augenblick. Aber noch wichtiger war das Echo, das noch einen Monat später zu hören war, als das Thema wieder auftauchte. Der Arzt war diesmal genügend eingestimmt. Er war wachsamer und weniger ärgerlich. Statt ängstlich, wie früher, das Spiel des Patienten mitzumachen, gibt der Arzt jetzt zu, daß der Patient ihm oft hilflose Gefühle bereitet hat.

Dieser plötzlich ausgesprochene Gedanke ist es, was der Patient manchmal schon gewünscht haben mag und das ihn jetzt überwältigt. Die Bremse ist gelöst. Angenehmes Erstaunen macht sich breit. Ein wichtiger Augenblick wird gemeinsam erlebt. Sie können das Gleichgewicht in der Arzt-Patient-Beziehung für eine gewisse Zeit in einer ausgeglicheneren und wirklichkeitsnäheren Lage aufrechterhalten. Es gibt mehr Wärme und einen größeren Austauschbereich zwischen beiden.

Wir haben oft den Unterschied zwischen einem Wandel der Arzt-Patient-Beziehung und einem Wandel in der realen Welt des Patienten besprochen. Natürlich ist das letztere gewöhnlich das Ziel der ärztlichen Bemühungen. Es ist aber einfacher, Veränderungen in der Beziehung zu beobachten: durch die Beratungsatmosphäre, durch die Gefühle des Arztes, durch die Beschwerden, die der Patient schildert, oder die Häufigkeit des Kontaktes. Wir waren immer weniger sicher, wie sich diese Veränderungen im Gesamtleben des Patienten auswirkten. Da gab es immer noch andere Faktoren, die die Dinge beeinflußt haben konnten. Aber vielleicht gibt es da mehr Zusammenhang, als wir oft wahrgenommen haben oder zugeben konnten. In diesem Fall scheint eine Änderung in der Arzt-Patient-Beziehung aufgetreten zu sein, aber was war das für eine Änderung? Wie lange wird sie anhalten? Und wird sie helfen, zu irgendeiner anderen Veränderung im Leben des Patienten zu führen?

Das erste Nachfolgegespräch fand eine Woche später auf Wunsch des Arztes statt. Der Patient berichtete von einer völligen Besserung seiner Beschwerden.

Das nächste Gespräch erfolgte sechs Wochen später auf Anregung des Patienten.

Diesmal kam der Patient, um wegen seiner Iritis ein Rezept für Augentropfen abzuholen. Er sagte, alles sei weiterhin in Ordnung, und er habe keine Ahnung, was seine früheren Schmerzen verursacht habe. Er brachte mich in Verlegenheit mit einigen medizinischen Fragen, die ich etwas zögernd beantwortete. Ich hatte das Gefühl, daß er den übertrieben Kranken spielte; ich war vorsichtig und beantwortete nur die Fragen. Er sagte, er habe begonnen, über einen Jobwechsel nachzudenken, sein erster Schritt sei, jetzt zu einem Berufsberater zu gehen. Er erwähnte etwas über Mikrophone ... mit einem Radio arbeiten... Es stellte sich heraus, daß er Forschung für Radioprogramme macht. „Aber nicht vor einem Mikrophon", sagte er in sehr typischer und selbsterniedrigender Art. „Ich würde nicht im Traum daran denken, das zu tun, oh nein, nicht ich!" Wir sprachen ein bißchen über seinen Hang, sich selbst herabzusetzen, und die Angst vor dem Versagen. Er ging mit übertriebenem Respekt, indem er die Tür übervorsichtig schloß und in mir das Gefühl zurückließ: Dies war eher Ironie als Bedacht. Ich spürte, daß sich im Vergleich zu den vorherigen Interaktionen nicht viel verändert hatte.

Die Gruppe war weit zuversichtlicher als der Arzt, der sie eher mit seinem Pessimismus irritierte.

„Weil da ein Wandel ist, nicht wahr ... daß er seine Beschwerden fallen gelassen hat!"

„Ich meine, können wir das, was jetzt geschieht, in Beziehung setzen zu dem, was im vorherigen Gespräch geschah?"

„Er war in Gefahr, vom Arzt eine Überdosis zu bekommen, meine ich!"

„Ja, aber dies ist eine Situation, in der der Patient sich wandelt, während der Arzt diesen Burschen immer noch nicht sehr gern hat."

Es scheint eine Periode von zunehmender Intensität gegeben zu haben, durch die sich die Beziehung wandelte, bevor sie sich auf ein neues Muster einstellte. Wir können fragen, was eigentlich vorher so lange einen Wandel verhindert hat. Die Fragmente dazu scheinen vorhanden gewesen zu sein. Warum verlief diese Beziehung so lange in dieser festgefahrenen und unbefriedigenden Form? Was öffnet manchmal den Arzt – oder anders herum gefragt, was hält ihn zurück? Es scheint oft, als hätten Ärzte ein Distanzschild, eine Rücktrittbremse für sich selbst angebracht, um ihre Patienten fest in einem gewissen Abstand von sich zu halten. Die Bremse zügelt die eigenen Gefühle des Arztes, damit er seine tägliche Arbeit fortsetzen kann. Möglicherweise werden in ihm starke persönliche Gefühle in Zusammenhang mit der mißlichen Lage des Patienten geweckt. Aber Vertrautheit und Einsatz der Gefühle des Arztes haben ihren Preis.

Das Gespräch geht zu Ende, der Patient kann einige Gedanken mitnehmen oder später Gefühle hochkommen lassen, der Arzt jedoch muß sie im gleichen Augenblick abschütteln und mit dem nächsten Patienten neu beginnen. Es muß sich etwas ereignen, das dem Arzt erlaubt, diese innere berufliche Distanz zu lockern und eine größere Freiheit zu bekommen, mit seinem Patienten mitzufühlen, mitzudenken und auf ihn einzugehen.

Ein Arzt begann seine Falldarstellung mit den Worten: Nun, ich hab da so eine Patientin, über die sich meine Sicht ihrer Person geändert hat. Ich bin mir aber nicht sicher, ob die Sicht der Patientin von sich selbst in irgendeiner Weise anders geworden ist.

HANNAH

Sie ist eine Frau von 71 Jahren, eine von denen, die in den dreißiger Jahren aus Deutschland nach hier kamen. Sie ist in zweiter Ehe verheiratet und hat einige Kinder aus erster Ehe. Ich weiß nicht, was aus ihnen geworden ist. Auch für ihren Gatten ist es die zweite Ehe. Er ist etwa sieben oder acht Jahre jünger als sie und Geschäftsmann am Ort; beide waren etwa acht, zehn, fünfzehn Jahre meine Patienten. In der Zeit wurden bei ihr wegen Osteoarthritis zwei Hüftgelenkersatzoperationen durchgeführt. Ich hatte mehrmals ärztlich mit ihr zu tun. Letztes Jahr wurde sie dann depressiv. Ich behandelte sie mit guten, dezenten Pillen, und sie fühlte sich bald besser. Der Ehemann ist, wie schon erwähnt, jünger als sie. Ich kenne den Sohn, aber nicht die ältere Tochter. Als ich vor einigen Jahren mit dieser Familie in Berührung kam, lebte der Sohn noch zu Hause, und ich erinnere mich, daß er ein fieser Typ war, der eine Geschlechtskrankheit hatte und von mir erwartete, dies zu vergessen und für ihn eine Behandlung einzuleiten. Ich meine, er hat es geschafft, daß ich meine Nase rümpfte! Aber zu meinem Erstaunen heiratete er später und ist nun ein angesehener Bürger.

Jedenfalls kam sie zu mir zurück, kurz bevor ich in Ferien ging. Sie war deprimiert, schlief schlecht und fühlte sich morgens nicht wohl. Im Laufe des Tages ging es ihr dann besser. Ob sie wohl mehr Tabletten haben könnte? So gab ich ihr einige und sah sie etliche Wochen später, grade ehe ich in Urlaub gehen wollte. Ich arrangierte jedoch, daß sie mein Partner in meiner Abwesenheit sehen konnte und erhöhte die Medikamentendosis. In der Folge ging es ihr etwas besser, und sie kam zu mir in die Sprechstunde, als ich wieder zu Hause war. Ich sah sie immer als eine Frau mit gewisser körperlicher Beeinträchtigung. Sie bekam die Osteoarthritis und nahm Pillen gegen ihre Depression. Bevor ich in Ferien ging, sprachen wir über die Urlaubszeit und hatten eine unterhaltsame, freundliche Beziehung.

Als sie dieses Mal kam, hatte sie in meiner Abwesenheit meinen Partner gesehen und war froh, daß ich zurück war. Sie fühlte sich wirklich sehr schlecht, und alles war ganz furchtbar. Ob sie nicht vielleicht die Pillen versuchen könnte, die sie vorher gehabt hätte?

Ich habe sie kurz gefragt: „Ja, wenn alles so schlecht ist, sagen Sie mir warum?" – und ganz plötzlich sagte sie: „Aber Sie werden es doch niemandem sagen?!" – Dann kam heraus, daß ihr Mann eine Beziehung zu einer Frau am Arbeitsplatz habe, seiner Sekretärin. Sie findet es natürlich, daß er sich so verhält, weil sie ja auch so viel älter als er sei.

Er ist erst 64, und sie hatten eine Zeitlang keine sexuellen Beziehungen gehabt. Warum sollte er nicht so fühlen, und doch spürte sie, daß es nicht fair sei.

Dann sagte ich: „Es muß sehr schlimm sein, so weit zu kommen!" – Als sie „Wie bitte?" sagte, erkannte ich zum allerersten Mal, daß sie ein Hörgerät hatte. Ich sah sie plötzlich als eine alte Frau, deren Lebenskraft versiegt. Und das war etwas, was ich einfach nicht gesehen hatte. Ich hatte mich so an diese Patientin gewöhnt, und nun sah ich sie plötzlich im richtigen Licht: eine einsame, verzweifelte, taube, benachteiligte Frau, deren Mann ihr untreu ist und deren Kinder aus dem Hause sind. Alles, was ich plötzlich sehen konnte, war ihre Unfähigkeit und ihre Zukunft oder Nichtzukunft. Ich wurde plötzlich gepackt von dem negativen Gefühl: „Oh, wie schrecklich!" und Schuldgefühlen darüber, daß mir das alles bisher entgangen war.

Ich bin mir nicht sicher, ob mein Gefühl durch die Schranke der Hörhilfe zu ihr gelangte. Ich weiß nicht, was passiert ist, aber ich weiß genau, daß es mich plötzlich gepackt hat.

In der Beschreibung des Arztes scheint eine freundliche, ziemlich gewissenhafte Seite der Beziehung zu sein. Er redet über Ferien und verabredet sorgfältig mit seinem Partner, daß dieser die Patientin während seiner Abwesenheit behandeln möge. Da ist aber auch so ein Gefühl, als habe er sie auf Armeslänge im Abstand gehalten, um vielleicht nicht zu nah mit ihrem Elend in Berührung zu kommen. Vielleicht ist auch die Erinnerung an ihren „schrecklichen" Sohn immer noch als eine Warnung wirksam.

Er konnte sie scheinbar vorher nie wirklich zu sich sprechen lassen. Sie hatten eine unaufdringliche aber eher distanzierte Beziehung. Es erscheint da eine lockere Ironie in mancher Beschreibung: „Und natürlich, weil sie richtig behandelt wurde, ging es ihr besser!"

Nur etwas später macht uns plötzlich die schreckliche Einsicht betroffen, wie diese Patientin wirklich fühlt – zurückgestoßen und verzweifelt. Der Arzt ist wie gelähmt. Er sieht sie plötzlich „als eine einsame, verzweifelte, taube, benachteiligte Frau, deren Mann ihr untreu ist und deren Kinder aus dem Hause sind".

Erschüttert beendet er das Gespräch, kaum in der Lage, seine Gedanken zu ordnen, nach dem starken Eindruck, den solch ein Augenblick hinterläßt.

Die Patientin scheint sich dem Arzt gegenüber ähnlich angepaßt wohlverhalten zu haben, wie sie auch versucht, sich für ihren Ehemann jünger darzustellen. Wir wissen, daß sie sich oft selbst anklagt, wenn andere Menschen sie zurückstoßen. „Es ist natürlich, daß er sich so verhält, weil ich ja so viel älter bin. Es ist berechtigt!"

Aber als sie dann zu diesem Gespräch kommt, ist ihr Gefühl für das unfaire Verhalten näher als gewöhnlich an der Oberfläche. Sie erzählt dem Arzt von dem Interesse, das ihr Mann an einer anderen Frau hat, daß sie sich furchtbar elend fühlt und daß sie froh ist, daß der Arzt zurück ist. Es scheint, daß die Abwesenheit des Arztes zusätzlich zu dem, was sie schon gefühlt hatte, einfach zu viel war. Sie konnte es nicht länger ertragen.

Bis zu diesem Augenblick scheint sich der Arzt sehr locker gegeben zu haben. Er antwortet, wie oft in ähnlicher Situation, indem er die Patientin zum Erzählen einlädt, warum sie sich schlecht fühlt, und ihr dann auf ihre Antwort eingestimmt erwidert: „Es muß sehr schlimm sein, so weit zu kommen." Seine Bemerkung, die Empathie ausdrücken sollte, ruft lediglich ein taubes „Wie bitte?" hervor.

In diesem Augenblick macht ihn der wirklich starke Eindruck ihrer Situation und seine Reaktion darauf sehr betroffen. Die Bremse, die er in den vorherigen Gesprächen mit der Patientin angezogen hatte, ist jetzt etwas gelockert. Er läßt genügend von der

Erfahrung der Patientin bei sich selbst zu, so daß ein plötzlicher Wandel möglich ist.

Es ist, als ob der Arzt ein bestimmtes Bild von dieser Patientin hatte, das er nicht ändern wollte. Auch die Patientin mag es lieber gewollt haben, daß er ein solches Bild von ihr hatte.

Plötzlich genügt es beiden nicht mehr. Ein weiterer Aspekt ihrer Beziehungswirklichkeit kommt zum Durchbruch.

In diesem Fall hat es eine dramatische Wende in der Wahrnehmung des Arztes gegeben. Aber welche Auswirkung hat das, wenn überhaupt, auf den Patienten oder auf ihre Beziehung zueinander?

„Interessant ist, daß der wichtige Augenblick der Schock des Arztes war und nicht die Tatsache, daß die Patientin über ihr Elend sprach – obwohl das auch wichtig ist."

„Also, was ist denn nun eigentlich die Wirkung, die die Erschütterung des Arztes auf die Patientin hatte? Dies scheint mir die entscheidende Frage."

„Das könnte mit jedem Patienten passieren: Du findest sie schrecklich, aber plötzlich siehst du sie anders, und du tust dies sichtbar. – Hierüber reden wir ja die ganze Zeit."

„Aber nehmen wir an, daß es wechselseitig sein muß, damit es wirken kann? Das ist die Frage."

„Darum habe ich ja darüber berichtet. Mir scheint da eine wirkliche Situation gewesen zu sein, in der sie absolut nichts wahrgenommen haben mag. Dennoch bin ich ganz sicher, daß ich sie in Zukunft mit andern Augen sehen werde."

Die Patientin kam einen Monat später sehr niedergeschlagen in meine Praxis, um mir zu sagen, daß sie mich für ca. vier Wochen nicht sehen könnte, da ihr Mann und sie auf eine Geschäftsreise gehen würden, und sie wolle mich vorher noch sprechen.

Sie erzählte, daß sie sehr deprimiert sei und Angst habe, die von mir verordneten Pillen seien ganz nutzlos. Sie hätte schreckliche Angst im Begriff zu sein, Dinge zunichte zu machen.

Was sich ereignet hatte, war, daß ihr Mann und seine Freundin sich entschlossen hatten, ihre Beziehung abzubrechen. Er sei jetzt sehr aufmerksam und nett zu ihr. Aber sie fürchte, die Aussicht auf eine sich während der Reise verbessernde Beziehung wieder zunichte zu machen, weil sie so niedergeschlagen sei und sich schlecht fühle. Sie meinte, es sei doch schrecklich, wenn dies wirklich die Beziehung seines Lebens gewesen sei, daß sie ihm diese zerstört habe. Andererseits habe sie ihn damals anläßlich ihrer Verlobung schon darauf hingewiesen, sich wegen des Altersunterschiedes alles gut zu überlegen. Tränen kamen in ihre Augen, als sie sich daran erinnerte, wie er sie damals überzeugt hatte, daß sie doch zusammenleben und heiraten sollten.

Nachdem er jetzt die Freundin aufgegeben habe, sei manches sehr schwierig. Er mache alles richtig, aber er möchte sie nicht einmal anfassen oder gar küssen, und natürlich hätten sie auch keine sexuellen Kontakte.

Ich hatte vorher gedacht, das Sexualleben sei abgeschlossen, aber da lag ich falsch. Offensichtlich hatten sie wieder eine normale eheliche Beziehung aufgenommen, nachdem die Folgen der Hüftoperation überwunden waren. Das änderte sich aber bei Beginn dieser Affäre. „Aber er ist nicht bei der Sache: Er macht zwar alles richtig, aber sein Gefühl ist nicht echt. Es ist nicht das Wahre. Er muß sich zwingen, das Richtige zu tun."

Sie fühlt, wie unecht das ist und sagt: „Wie kann ich als alte Frau mich darauf einlassen, den Versuch zu wagen, die Liebesbeziehung mit ihm neu zu beleben? Ich liebe ihn immer noch, aber er liebt mich nicht mehr, und das ist schrecklich!" Darauf antwortete ich: „Sie müssen ihm sehr böse sein, daß er Sie so im Stich gelassen hat?" Sie darauf: „Ich bin ihm nicht wirklich böse, denn *ich* bin ja der Versager. Wie kann ich ihm einen Vorwurf daraus machen, daß er sich in eine jüngere Frau verliebt?!"

Ich hatte sehr stark das Gefühl, daß meine Eindrücke vollkommen gerechtfertigt waren, aber leider zeitlich nicht mit ihren übereinstimmten. Sie selbst kam später zu einem ähnlichen Schluß, als sie die Affäre entdeckte.

Wir sprachen also nicht über ihre wütenden Gefühle, sondern über ihre Verzweiflung, nicht mehr begehrenswert zu sein. „Ich kann Ihnen nicht sagen, was ich fühle, mir fehlen die Worte." – „Was meinen Sie?" – Sie hatte einen starken deutschen Akzent und sagte: „Ich kann mich an die Worte im Englischen nicht erinnern, und ich habe sie sogar im Deutschen vergessen."

Wir vereinbarten einen neuen Termin nach Rückkehr von dieser Reise. Sie verließ die Praxis mit erheblichen Zweifeln an einer positiven Entwicklung dieser Beziehung.

Die Patientin ist dieses Mal beim Arzt viel deutlicher deprimiert und weniger höflich. Statt so zu tun, als ob die Tabletten geholfen hätten, sagt sie ihm geradeheraus, daß sie nutzlos seien. Sie fühlt sich sehr schlecht, aber sie ist zu deprimiert, um wütend zu sein. Statt dessen macht sie sich Selbstvorwürfe: „*Ich* bin es, die ein Ärgernis ist!" Sie fürchtet, alles zu vermasseln. Die Schrecklichkeit dieser Vorstellung wird diesmal in Worte gefaßt.

Der Arzt hat sein Gleichgewicht wiedergefunden.

Die Patientin hat zwar ihre Sicht nicht geändert, aber sie hat einen Arzt, der *seine* Hörhilfe auf sie eingestellt hat. Früher schien die Arzt-Patient-Beziehung einige der Schwierigkeiten mit ihrem Mann widerzuspiegeln:

Der Arzt war höflich, aber distanziert, nicht grade mit dem Wunsch, die Patientin zu „berühren". Auch sie selbst schien sich dem Arzt gegenüber aus Angst, etwas zu zerstören, zurückzuhalten.

Jetzt tun sie das alles auf einer viel besseren Basis.

Die Patientin scheint sicherer zu sein, nicht zurückgestoßen zu werden, und der Arzt kann sich selbst erlauben, besser hinzuhören und ihre tieferen und sehr unglücklichen Gefühle wahrnehmen.

In dieser Art Arbeit sind die „Augenblicke des Wandels", die Augenblicke eines verstärkten Kontaktes zwischen Patient und Arzt wesentlich, wenn nämlich Wichtiges vom Gefühl des Patienten plötzlich auch vom Arzt wahrgenommen werden kann.

Dies kann beim Arzt das gesamte Bild des Patienten und die Art, wie sie aufeinander eingehen, verändern.

Diese Wirkungen können einige Zeit fortdauern und als Ergebnis die Beziehung für den Patienten hilfreicher werden lassen.

7. Warum hören Sie mir zur Abwechslung nicht mal zu?

MARIE CAMPKIN

„Ich begann mit einem kurzen, gehässigen Angriff auf das Rauchen. Sie schaltete sich in das Gespräch ein, ärgerlich und enttäuscht von jedem. Sie fragte, ob sie für eine Behandlung berücksichtigt werden könne. Dies war eine Gelegenheit für mich, den Arzt, eine Lehrpredigt loszulassen: Sie solle Verantwortung übernehmen und helfen, ihre Gesundheitsverbesserung in Gang zu bringen."

„Zum vierten Mal versuchte ich mit begrenztem Erfolg, ihre Medikation (Tranquilizer usw.) herabzusetzen."

„Der Arzt entschied sich widerstrebend, das Gespräch nochmal auf das Trinkproblem des Patienten zu bringen." „Haben wir irgendeinen Grund, nochmal darüber zu sprechen?"

(Auszüge aus der Gruppendiskussion)

Der Arzt hat immer seine vorgefertigte Fluchtmöglichkeit, sich auf „korrekte medizinische Aktivitäten" zurückzuziehen, wenn er nicht hören will, was der Patient zu sagen versucht. In der Vergangenheit wurden die Vorsorgemedizin und die Gesundheitserziehung wahrscheinlich vernachlässigt. Aber es ist auch eine Gefahr im gegenwärtigen modischen Enthusiasmus, das Defizit wiedergutzumachen: Die Ärzte können unwissentlich ihre guten Absichten den vorhandenen Bedürfnissen des Patienten in den Weg stellen.

Es ist nur allzu leicht für den Arzt, seine persönlichen Ansichten den Inhalt der Konsultation bestimmen zu lassen – auf Kosten der eigenen Ansichten des Patienten. Diese Vorgänge können gerechtfertigt sein, um besondere Daten zu sammeln, um die Berichte zu verbessern, zur Rationalisierung von Verschreibungen, um die regelmäßigen Blutdruckkontrollen zu fördern oder um durch besonders gesundheitserzieherische Maßnahmen die Rauch- und Trinkgewohnheiten des Patienten zu beeinflussen.

Aber der Arzt darf nicht die Bedürfnisse des Patienten aus dem Blick verlieren, indem er sie seinen eigenen Interessen unterordnet. In verschiedenen unserer vorgetragenen Fällen empfand sich der Arzt dem Patienten gegenüber als „dozierend zu seinem eigenen Vorteil". Aber nur, wenn er das erkannte und davon abließ, konnte sich der Patient wirklich Gehör verschaffen.

Im Falle von Alison (beschrieben in Kap. 2) kam die Patientin an einem arbeitsreichen Montagmorgen, nachdem verschiedene ergebnislose Gespräche vorausgegangen waren, mit einer neuen Klage über Augenschmerzen. Der Arzt entdeckte – vielleicht mit Erleichterung –, daß sie 20 Zigaretten am Tag rauchte. So hatte er eine Begründung, ihre Rauchgewohnheiten anzugreifen, die möglicherweise nur am Rande mit ihren Beschwerden zu tun hatten, damit er nicht die aussichtslose Untersuchung ihrer verschiedenen Symptome fortsetzen mußte. Als er aber das Gefühl bekam, es würde ein nutzloses Gespräch werden, „hielt er etwas inne ... und dann begann sie darüber zu sprechen, wie ärgerlich sie sich fühle".

Solch ein Rückzug des Arztes auf die Tagesordnung kann ein Zeichen seiner Langeweile oder seiner Verwirrung durch das vom Patienten vorgebrachte Problem sein – und ein Zeichen, daß er das Thema wechseln möchte. Oder er fühlt sich bedroht oder nicht in der Lage, sich mit der Not des Patienten zu beschäftigen, und er zieht es daher vor, seine Autorität auf einem sichereren Boden wiederherzustellen. Unglücklicherweise kann dies ein fruchtbarer Boden sein, auf dem Ärzte einige ihrer am wenigsten liebenswerten Eigenschaften entfalten: Selbstgerechtigkeit, Geringschätzung und Herablassung, besonders wenn sie sich mit der Schwäche des Patienten befassen, an der sie zufällig keinen Anteil haben. Das ist ohne Zweifel der Grund, warum Selbsthilfegruppen oft viel erfolgreicher als Ärzte sind, Patienten mit Adipositas und Alkoholproblemen zu helfen, weil diese Gruppen gewöhnlich nur aus Leuten bestehen, die Erfahrungen haben und versuchen, diese Probleme selbst zu überwinden.

Im folgenden Fall übernahm der Arzt die Initiative und versuchte, den Patienten zu „erziehen".

MARILYN
Dieses 25jährige australische Mädchen war kurz davor, ihre Weltreise zu beenden und nach Hause zurückzukehren. Sie war kürzlich wegen einer Vaginalmykose behandelt worden, hatte einen Rückfall und wollte jetzt weitere Behandlung. Inzwischen hatten sich Schmerzen eingestellt, und sie fragte mich, ob sie einen Eingriff vornehmen lassen sollte. Ich war nicht sehr begeistert von dieser Idee. Sie saß mir halbwegs zugewandt gegenüber und war recht übergewichtig.

Ich war sehr schulmeisterlich und meinte, nach meiner Ansicht versuche sie, alles dadurch in Ordnung zu kriegen, daß andere Menschen etwas für sie täten. Mit anderen Worten, sie würde mehr für ihre Gesundheit erreichen, wenn sie etwas an Gewicht abnehmen könne. Dies war ein ziemlich negativer, feindlicher und bevormundender Versuch, aber ich meine, er war richtig und ehrlich. Interessant war, daß dies sich mit irgend etwas in ihr verknüpft haben muß, denn sie sagte: „Ja, Sie haben ganz recht."

Die Gruppe meinte, daß der Arzt ziemlich unfreundlich war, als er ihre Symptome ignorierte und dieser verletzenden Tatsache noch einen verbalen Angriff hinzufügte. Es war eine Art „Beeinflussung", jedoch nicht von der Art, die die Patientin suchte. Dennoch schien die Patientin mit diesem Ergebnis ziemlich zufrieden zu sein, vielleicht weil sie das Gefühl hatte, der Arzt drücke wenigstens Besorgnis für sie aus. Der Arzt meinte, sie wolle vor ihrem Weggehen noch etwas aus dem „National Health Service" herausholen. Dies entspreche im Zusammenhang mit der Wahrnehmung ihrer Beleibtheit seinem Eindruck von Maßlosigkeit. Rückschauend stimmte er der Kritik einzelner Gruppenmitglieder an seinem Vorgehen zu.

Ich sah sie zwei Wochen später wieder, als sie vor ihrer Abreise von der Schwester eine Impfung erhielt.

Dieses mal nahm ich eine angenehme, keineswegs fette Rothaarige wahr. Sie stellte lachend fest, daß sie kein Gewicht verloren habe. Dann ging ich auf ihre Bitte um ein Wiederholungsrezept ihres oralen Kontrazeptivums ein und verschrieb ihr ohne Bedenken eine Sechsmonatspakkung, trotz meiner vorherigen Kritik, daß sie alles nur Erreichbare vom NHS haben wolle. Vielleicht war ich hier jetzt dran, von *ihr* „beeinflußt" zu werden.

Wenn diese Beziehung länger gedauert hätte, hätte der Arzt vielleicht herausfinden können, was Marilyn wirklich nötig hatte. Sicherlich brachte dieser ziemlich oberflächliche Umgang wenig Aufhellung in dieser Frage. Im Gegenteil, der Arzt hat vielleicht das Gefühl, gut zu wissen, was die Patientin braucht. Aber irgendwie kann der gesundheitserzieherische Aspekt eine geheime Aktivität zwischen Arzt und Patientin entfalten, indem eine legitime Gesprächsebene wechselseitigen Interesses geschaffen wird, während stillschweigend manche viel unerfreulichere Themen vermieden werden.

Der Arzt kann diese Verschwörung widerstrebend erleben und den Wunsch haben, durch eigene Initiative aus der Falle zu kommen. Andererseits muß er auch lernen, wie wichtig es ist, manchmal die Idee des Patienten über seine eigenen zu stellen.

NICOLA

Sie ist ein 23jähriges Mädchen. Dieses besondere Gespräch war das sechste oder siebte mit ihrem Arzt. Als sie ihn aufsuchte, berichtete sie von Gewichtsproblemen. Sie wollte wissen, wie sie abnehmen könnte, etwa von 60 kg auf 50 kg, ihrem früheren Gewicht.

Als der Arzt in ihre Karteikarte schaute, wurde er an ihre bedeutenden angeborenen Mißbildungen erinnert. Sie hatte keinen Uterus, ein vaginales Septum und nur eine Niere. Und doch schien dies alles ganz in den Hintergrund getreten zu sein. Vordergründig beschäftigte sie jetzt, wie sie an Gewicht verlieren könnte. Mit 60 kg ist sie „pummelig", aber keineswegs unattraktiv, und keiner würde vermuten, daß etwas mit ihren Genitalien nicht stimme.

Da sie sich Sorgen machte, nur eine Niere zu haben, und wissen wollte, auf welcher Seite diese sich befand, gab sie dem Arzt die Gelegenheit, weiter zu fragen. Er sagte: „Da ist auch noch etwas anderes nicht in Ordnung" und fragte nach Freunden. Sie hätte einen gehabt, mit dem auch ein gewisser sexueller Kontakt bestanden hätte, aber sie seien auseinandergegangen. Im Augenblick habe sie keinen festen Freund.

Der Arzt wollte ihr helfen, Beratung anbieten und sich über die Möglichkeiten eines plastischen Eingriffes für sie erkundigen. Aber sie wollte nichts mehr mit dem Krankenhaus zu tun haben und bat ihn, ihr bei der Gewichtsabnahme zu helfen. Der Arzt stimmte zu, sie anzuleiten, und verordnete ihr eine Diät. Er sagte sich: Wenn du sie nicht verlieren willst, mußt du im Gespräch mit ihr bleiben, auch wenn es nur um das Gewicht geht.

Weitere Gespräche drehten sich tatsächlich nur um Kalorien und Stoffwechsel und kaum etwas anderes. Es schien für sie erträglich zu sein, über ihr Gewicht und die fehlende Niere zu sprechen, jedoch nicht über die Folgen, die mit ihren anderen Mißbildungen in Zusammenhang standen.

Eines Tages besuchte Nicolas Vater den Arzt und berichtete ängstlich, sie sei so unverhältnismäßig besorgt um ihr Gewicht und weigere sich, zur Arbeit oder aus dem Hause zu gehen, bevor sie nicht 10 kg abgenommen habe.

Die Gruppe fand es rätselhaft, daß die Besorgnis der Familie erst jetzt sichtbar zu werden schien. Die Diagnose wurde erst vor 18 Monaten, also mit 21 Jahren gestellt, obwohl die primäre Amenorrhoe doch seit ihren mittleren Teenagerjahren Anlaß zu zunehmender Sorge für sie hätte sein müssen.

Weitere Informationen, deren sich der Arzt später erinnerte, waren, daß eine jüngere Schwester eine zeitlang anorektisch gewesen war. Die Patientin selbst, deren Abscheu vor ihrem Gewicht und deren Weigerung auszugehen, eine Anorexie hätte vermuten lassen, sei tatsächlich nur durch induziertes Erbrechen und Laxanzienmißbrauch auf ihr „bestes Gewicht" von 50 kg gekommen. Das war etwa ein Jahr, nachdem die Diagnose einer kongenitalen Mißbildung bei ihr gestellt wurde. Damals konnte der Arzt sie davon abbringen, solche extremen Methoden des Abnehmens durchzuführen – und ihr Gewicht war dann sofort wieder auf 60 kg gestiegen.

Der Arzt gab folgende Arbeitsdiagnose: „Die Gefühle über ihre Mißbildungen sind stärker, als sie ertragen kann. Sie bleiben ihr selbst verborgen. Statt dessen hat sie sich entschlossen, ihren Körper in eine andere, schlankere Form zu zwingen. Die Furcht, erkannt zu werden oder sich selbst als eine Mißgeburt erkennen zu müssen, veranlaßt sie, sich zu Hause zu verstecken. Sie schätzt mein Interesse an ihr, möchte aber die Themenauswahl unserer Gespräche kontrollieren können."

Beim nächsten Gespräch, drei Wochen später, bemerkt der Arzt, daß sie zugenommen hat. Ihr Gewicht ist tatsächlich auf 63,5 kg angestiegen. Sie sagt jedoch, daß sie sich mit Akupunktur behandeln lasse und daß dies sehr erfolgreich gewesen sei. Sie habe dabei kein Gewicht verloren, aber sie fühle sich nicht mehr so niedergeschlagen bei der Vorstellung, dicker zu sein, und sie könne jetzt auch leichter wieder aus dem Hause gehen.

„Jetzt kann ich zu Ihnen kommen, wann Sie wollen", sagte sie. Der Arzt war durch ihre Untreue verletzt, und es traf ihn, daß der Akupunkteur Erfolg gehabt zu haben schien, wo er versagt hatte. Er erkannte nicht, daß diese Bemerkung ein Wunsch nach mehr Aufmerksamkeit von ihm sein konnte. Er schlug etwas unbestimmt vor, daß sie so in einem Monat wieder kommen könne.

Nachdem die Gruppe dieses Interview besprochen hatte, war die Folgerung des Arztes, daß er von der Aufgabe, sie „dünn zu machen", befreit worden sei und daß sich ihm eine andere Aufgabe stellte, die er bis jetzt aber noch nicht hatte erkennen können.

Als Balint den Arzt mit einem Medikament verglich, bestand er darauf, daß der Gebrauch des Arztes von sich selbst eine ebenso bewußte und bedachte Handlung wie die Ausstellung eines Rezeptes werden müßte – mit der angemessenen Beachtung von Häufigkeit, Dosierung und möglichen Nebenwirkungen. Möglicherweise sollten wir „Gesundheitsberatung" als eine andere Art der Verschreibung betrachten. Statistiken, die z.B. zum Inhalt haben, wieviele Patienten vom Rauchen abgebracht werden könnten, wenn der Allgemeinarzt regelmäßig gewissen Vorgehensweisen folgen würde, geben keinen Hinweis auf die möglichen verborgenen Kosten dieser Aktivität.

Wenn wir unseren Einfluß nutzen, Patienten zu einem tiefgreifenden Wandel in ihrem Lebensstil zu bringen, sind wir es ihnen schuldig, uns über die Bedeutung dessen, was wir tun und den möglichen Konsequenzen ganz bewußt zu sein.

Es gibt ohne Zweifel viele Patienten, die allgemeine Vorschläge über Eß-, Trink- und Rauchgewohnheiten annehmen. Sie können tatsächlich danach fragen oder wenigstens die Bedeutung für ihre medizinischen Probleme anerkennen. Aber das Gleichgewicht im Leben der Patienten kann fein ausgewogen sein zwischen den durch Krankheit, Angst, Eheprobleme und soziale und finanzielle Probleme verursachten Streßarten auf der einen Seite und solchen Krücken wie Alkohol, Tabak, Essen und Tranquilizier auf der anderen Seite.

Wir dürfen nicht unterschätzen, welche Folgen es haben kann, wenn wir ihnen eine oder mehrere Quellen dieses Haltes entziehen. Manchmal müssen wir bereit sein, zuzulassen, daß die Fortsetzung der schlechten Gewohnheit im Augenblick den Folgen eines sofortigen Entzuges vorzuziehen ist.

Wenn wir auf der Bereitschaft zur Zusammenarbeit des Patienten mit dem Arzt bestehen müssen, sollten wir auch darauf vorbereitet sein, uns selbst als Unterstützung in entsprechender Häufigkeit und Dosierung anzubieten.

VIVIENNE

Als ich meine Praxis vor 20 Jahren eröffnete, besuchte ich öfter Viviennes Vater, der wegen einer chronischen Lungenkrankheit bettlägerig war. Vivienne war damals 18 Jahre alt, heiratete bald, bekam ein Kind und begann im Alter von 21 Jahren eine schwere Agoraphobie zu entwickeln. Sie hatte alle erdenklichen Behandlungen in den weiteren sechs Jahren über sich ergehen lassen: Medikamente, Psychotherapie, Verhaltenstherapie, vier Monate stationäre Behandlung, und schließlich erhielt sie wieder in einem anderen Krankenhaus hohe Dosen von Medikamenten. Ab 1972 wurde diese Medikation in der Praxis fortgesetzt, wohin die Patientin häufig mit verschiedenen Angstsymptomen kam und auch andere Ärzte sprach.

Ich hatte ihre Behandlung in die Wege geleitet, aber während dieser Periode sah ich sie kaum. Wenn ich sie sah, war mein bleibender Eindruck der einer monsterähnlichen Erscheinung, einer Mischung aus Drogenverhalten und verrücktem Augen-Make-up. Zu diesem Zeitpunkt hatte sie schon zwei kurze Ehen hinter sich und hatte mit ihrem jetzigen Freund Geschlechtsverkehr. Sie hatte auch Trinkprobleme entwickelt.

1974 und 1978 bekam sie zwei weitere Söhne, die trotz ihrer Trink- und Drogengewohnheiten während der Schwangerschaften scheinbar nicht schlechter geraten waren.

1979 bekam sie einen Hausbesuch eines forschen australischen Medizinpraktikanten, der ihr unverblümt sagte, sie solle einmal einen Blick auf sich selbst werfen, wenn sie zwischen Zigarettenkippen, Alkohol und Pillen hocke. Dies machte einen großen Eindruck auf sie und scheint ein Wendepunkt gewesen zu sein. Er besuchte sie mehrmals und brachte sie von den Barbituraten herunter. Aber sie trank immer noch und nahm eine Mixtur von Antidepressiva, Tranquilizern und Schlaftabletten.

Eine interessante Folge war, daß ihre jährlichen Praxisbesuche von über 30 im Jahre 1979 auf wenige Male in den nächsten zwei Jahren zusammenschrumpften und daß sie etwas später aufhörte zu trinken, obwohl sie mit ihren Wiederholungsrezepten fortfuhr.

Im Laufe des Jahres 1981 kam sie mit verschiedenen medizinischen Problemen in meine Betreuung zurück. Ich machte verschiedene Versuche, damit sie ihre Medikation verringern möge, aber ohne viel Erfolg.

Bei einer weiteren Gelegenheit, als ich sie wegen einer Venenentzündung behandelte, schlug ich ihr vor, jetzt die Tabletten lieber nur noch zu nehmen, wenn sie sie wirklich brauche, statt sie regelmäßig zu nehmen. Sie solle eine Aufstellung machen, wieviel sie jeden Tag genommen habe.

Einen Monat später kam sie zu einer weiteren Beratung wegen ihrer anhaltenden Venenentzündung. Sie übergab mir ein kleines Notizbuch, in dem sie nicht nur ihre Medikation, sondern auch einen bewegenden täglichen Bericht über ihr Leben und ihre Gefühle mitteilte.

Nachdem sie gegangen war, las ich das Tagebuch und erkannte zum ersten Mal, wie schwierig ihr Leben zu sein schien: Sie kämpfte gegen phobische Symptome, hatte Ängste wegen des Verhaltens ihrer Kinder und ihre Reaktion darauf, und sie war immer wieder deprimiert und hoffnungslos.

Sie hatte meinen unerwarteten Vorschlag aufgenommen, die Medikamenteneinnahme zu notieren, aber sie hatte sich entschieden, dieses in einem weiteren Sinne als Aufzeichnung über ihr Leben und die Wirkungen der Medikamente auf sich darzustellen. Diese Mitteilung über sich selbst und ihre Not zwangen mich, sie bewußter als Individuum wahrzunehmen und dies nicht als Übung zur Reduktion der psychotropen Medikamente zu betrachten.

Die Patientin gab offen zu, sich mit weniger Medikamenten viel lebendiger zu fühlen. Zum ersten Mal seit Jahren sei sie in der Lage gewesen, wichtige Entscheidungen für ihr Leben zu fällen, bis hin zu der Erkenntnis, daß eine vorgeschlagene Rückkehr zu ihrem getrennt lebenden Lebensgefährten verhängnisvoll sein werde. Sie hatte das Gefühl, um wieder mit ihm zusammenzuleben, müsse sie dauernd unter Drogeneinfluß stehen und würde bald wieder das Leben durch den Boden einer Wodkaflasche sehen.

Am selben Tag, an dem sie das Notizbuch übergab, fuhr Vivienne seit zwölf Jahren zum ersten Mal wieder mit einem Bus. Innerhalb der nächsten paar Wochen hatte sie eine kleinere Operation im Krankenhaus – ohne aus den Fugen zu geraten – und „überstand" eine Fahrt über 30 Meilen, bei der sie ihre Kinder für die Weihnachtsfeiertage zu ihrer Mutter brachte.

Ihre Beziehung zu mir wurde zunehmend entspannter – auch weil Vivienne selbst die Verantwortung für ihre Medikamenteneinnahme übernahm. Das Ergebnis war so gut, daß sie alle Medikamente innerhalb der nächsten sechs Monate tatsächlich absetzte, außer der medikamentösen Behandlung ihrer prämenstruellen Schmerzen, die im Tagebuch als ein erheblicher Faktor ihrer Probleme sichtbar wurden. Wir hatten ziemlich häufig stützende Gespräche, und ich begann, ihren selbstkritischen Sinn für Humor schätzen zu lernen, der Vivienne über ihre dunkelsten Augenblicke wegzuhelfen schien.

Eine Krise entstand, als ihre Mutter schwer an Krebs erkrankte. Sie konnte sie nicht besuchen, weil sie in einem entfernten Krankenhaus lag und das Reisen ihr große Schwierigkeiten bereitet hätte. Innerhalb weniger Wochen starb die Mutter, und Vivienne war dadurch in beträchtlicher seelischer Not. Wir hatten mehrere Gespräche, die sie immer begann: „Ich glaube, ich schaff's nicht mehr!", die aber mit der wehmütigen Annahme endeten, daß das Leben weitergehen würde. Sie nahm wieder eine Weile Schlaftabletten und war willens, sie zu gegebener Zeit wieder abzusetzen.

Nachdem die Patientin in eine Drogenabhängigkeit hauptsächlich iatrogenen Ursprungs geraten war, wurde sie ziemlich gegensätzlichen gesundheitserzieherischen Maßnahmen unterworfen, um die Situation in Ordnung zu bringen. Die erste des australischen Medizinpraktikanten war hart aber ergreifend und vielleicht deshalb so wirksam, weil sie von einem attraktiven Mann ihres Alters kam. Sicherlich würde diese besondere „Schockbehandlung" nicht im Behandlungsplan jeden Arztes sein, aber Vivienne erinnert sich daran ohne Groll. Sie gibt zu, daß das damals eine starke Wirkung hatte, wenn es auch einige Zeit brauchte, bis diese zur Geltung kam.

Die anfänglichen Bemühungen der Ärztin waren ziemlich unwirklich, weil sie unpersönlich waren, eine klinische Pflichtübung, die ohne wirkliches Verständnis für die Bedürfnisse vorgenommen wurde. So gab die Ärztin gegenüber der Gruppe zu: „Ich vermute, es fing wie eine Pillenreduktionsübung an, wie man sie mit vielen Leuten mehr oder weniger recht und schlecht routinemäßig macht. – Wenn sie Pillen nehmen, versucht man sie davon loszukriegen oder die Dosis herabzusetzen – fast wie man Leute vom Rauchen abbringen möchte, ohne notwendigerweise den Wunsch zu haben, zu sehr in die Probleme ihrer Sucht verwickelt zu werden."

In diesem Fall schien der Wandel erst zu beginnen, als die Ärztin den Versuch aufgegeben hatte, die Gewohnheiten der Patientin zu verändern. Als erst einmal das Bild vom Leben der Patientin, enthüllt durch das Tagebuch, die Ärztin aus ihrem stereotypen Verhalten aufgerüttelt hatte, konnte sie mit wirklicher Anteilnahme antworten, während Vivienne ihren eigenen Weg fand, sich mit dem Problem auseinanderzusetzen. Somit aus der Rolle des Gesundheitserziehers entlassen, konnte die Ärztin ihr sogar die Erlaubnis geben, Medikamente zu nehmen, wenn die Umstände sich änderten, ohne dies wieder als Rückfall oder Niederlage erleben zu müssen.

Es gibt gewisse Ähnlichkeiten zwischen diesem Fall und der Geschichte von Ralph (in Kap. 6), dem einsamen homosexuellen Alkoholiker, der, als er nicht mehr über das Trinken reden mußte, statt dessen seine Ängste vor dem Ersticken und dem Tod ausdrücken konnte. Wiederum begann die Arbeit wirklich erst, als der Fokus sich vom Problem weg auf den Patienten selbst verlagerte. Die unrealistischen Erwartungen der Ärztin und die bedeutungslosen Versprechen der Patientin konnten dann beide beiseitegelassen werden. So konnten Perioden der Abstinenz begrüßt und Rückfälle ertragen werden. Und dies innerhalb einer Beziehung, die nicht länger davon abhängig war, daß der eine sich zum Heilen und der andere sich zum Anpassen verpflichtet fühlte.

In der Allgemeinpraxis findet ein Großteil der täglichen Arbeit auf der Ebene der Symptombehandlung statt. Dies kann akzeptiert werden, wenn die dahinterliegenden Bedingungen als unbedeutend und selbstbegrenzend erkannt werden. So wie wir Nasenspray gegen Sinusitis, eine Schmerztablette gegen eine Verstauchung oder ein Antizidum gegen eine Verdauungsstörung verschreiben, so können wir auch Rauch-, Eß- und Trinkverhalten in einer ziemlich oberflächlichen Weise mit jenen Patienten besprechen, für die das angemessen erscheint. Aber die Gewohnheiten der Patienten zu diskutieren, ist kein Ersatz für den Versuch, an die wirklichen Ursachen der Spannungen zu kommen, deren Vorzeigesymptom ernste, selbstzerstörerische Verhaltensweisen sein können. Auch der Vorschlag einer Verpflichtung zur Verhaltensänderung ist keine angemessene Alternative dazu, mit dem Patienten sein ganzes Leben anzuschauen, um zu erkennen, wie oder ob er wirklich einige Veränderungen vornehmen kann.

Egal, wie fest er daran glaubt, daß der Patient den vorgeschlagenen Anweisungen folgen sollte, muß der Arzt immer bereit sein, die Gründe des Patienten zu hören, warum er die Anweisungen nicht befolgen kann oder will. Auf diese Weise kann er manchmal einen Weg zu neuem Verständnis und Toleranz für Leben und Probleme des Patienten finden. Sinnlose Wiederholung der Argumente und Ermahnung können die ganze Beziehung in eine Sackgasse bringen. Der Patient kann sich sträuben, neue und möglicherweise wichtige Symptome zu zeigen, aus Angst vor weiterer Schelte oder vor der Schuld, die Symptome selbst verursacht zu haben und darum kein Recht zur Klage zu haben.

Welchen Preis hat die Gesundheitserziehung also dann?

8. Einfach da sein

PAUL JULIAN

Wir alle haben angeborene Fähigkeiten, uns selbst zu heilen. Unser eigenes Fleisch heilt ohne unsere bewußte Anweisung. Bei den hohen Erwartungen unserer technologischen und wissenschaftlichen Welt scheint diese Tatsache vergessen zu werden. Alle modernen Gesprächstherapien versuchen, diese angeborene Fähigkeit wiederherzustellen und den Patienten zu helfen, ihre eigene Heilungsmöglichkeit einzuschalten. Ein Ziel der Balint-Ausbildung ist, Allgemeinärzte zu befähigen, den Patienten bei der Mobilisierung ihrer eigenen Quellen zu helfen. Damit ein Arzt in dieser Art Arbeit erfolgreich sein kann, muß er sich frei genug fühlen, um seinem Patienten gegenüber möglichst aufgeschlossen zu sein.

Es wurde vorgeschlagen, diese Art von offener Verfügbarkeit „Da sein" zu nennen („being there"). Dieser Ausdruck erfordert Klärung, weil er unglücklicherweise zwei fast gegensätzliche Bedeutungen haben kann. Es könnte verstanden werden als: Kontinuität herstellen, da sein, wenn es erforderlich ist. Das ist eine Beschreibung des Langzeitverständnisses der Allgemeinpraxis. Hier ist jedoch die andere Bedeutung gemeint: „gegenwärtig sein", wobei der Arzt dem Patienten seine gesamte Aufmerksamkeit gibt. Es ist eine Beschreibung der Qualität der Begegnung und nicht der Quantität. Es ist die Eindringlichkeit, mit der der Arzt sich bemüht, zu verstehen, was in diesem Augenblick vor sich geht. Wirklich *„da sein"* und nirgendwo anders. Es kann schwierig sein, in das Hier und Jetzt des Gespräches zu gelangen. Aber diesen Wechsel vorzunehmen, hat eine wichtige Bedeutung in bezug darauf, wie der Arzt seinen Patienten wahrnimmt und auf ihn antwortet.

Arzt und Patient neigen beide dazu, sich bereitwillig von der Wahrnehmung dessen ablenken zu lassen, was tatsächlich während der Konsultation geschieht. Zum Beispiel kann die Wahrnehmung des Arztes bei einem ihm gut bekannten Patienten leicht in der Vergangenheit fixiert sein. Viel von der Arbeit in der Allgemeinpraxis bedeutet, sich um Menschen über einen langen Zeitraum zu kümmern, und die meisten Ärzte sind irgendwann schon über eine Diagnose gestolpert, z.B. Myxödem oder Parkinsonismus, die wegen ihrer Vertrautheit mit dem Patienten früher übersehen wurde. Vertrautheit kann eben eine Falle sein.

Ein Arzt kann es leichter finden, wahrzunehmen, worum es geht, wenn ein drängendes körperliches Symptom im Vordergrund steht, wie z.B. ein akuter Asthmaanfall oder eine Herzkrankheit. Ärzte werden ausgebildet, solche Krankheiten erkennen zu können. Emotionale Krisen sind umfassender, und die eigenen Gefühle des Arztes werden viel mehr einbezogen. Wenn der Arzt innere Wandlungen wahrnimmt, kann er die bemerkten Anzeichen nicht äußerlich messen. Sie hängen in tiefgreifender Weise von seinem eigenen Widerhall ab, weil sie seine persönlichen emotionalen Reaktionen auf den Patienten betreffen. Das Ausmaß der Irritation eines Arztes, oder sein Angezogensein bei dem einen Patienten, wird anders sein als bei einem anderen, wie auch seine Wahrnehmung und seine Nichtwahrnehmung anders sein werden.

In den letzten Jahren hat man beim Studium der Konsultationen besonderen Wert auf die Frage gelegt: „Warum kam der Patient heute?", eine berechtigte Frage, die die Aufmerksamkeit des Arztes auf die Gegenwart richtet. Jedoch hat die Frage nach dem „Warum" immer noch eine Vorrangstellung und kann zu einer störenden Voreingenommenheit führen, wenn der Arzt sich genötigt fühlt, diese Informationen vom Patienten zu ergründen. Besser ist es, wenn der Patient es ihm einfach von sich aus sagen kann. Die Schwierigkeit kann sowohl beim Arzt liegen, der dem Patienten nicht zu erzählen erlaubt, als auch beim Patienten, der es scheinbar widerstrebend tut.

Wenn ein Arzt verstehen möchte, warum ein akuter Asthmaanfall oder ein Herzversagen aufgetreten ist, fragt er den Patienten oft mit der berechtigten Annahme, daß er mehr über die Krankheit und ihre Entstehung weiß, als der Patient selbst. Wenn er aber dasselbe in bezug auf die emotionale Welt des Patienten annimmt, dann sitzt er fest, weil der Patient hier viel mehr als der Arzt weiß, denn

Ursache und Wirkung stehen in Zusammenhang mit dem Erleben des Patienten.

So kann unter diesen Umständen die Frage nach dem „Warum" unangemessen sein, weil der Patient sich entweder der Antwort nicht bewußt ist oder sie weiß, jedoch nicht darüber sprechen kann oder will. Es kann hilfreicher sein, die Frage: „*Wie* verhält sich der Patient?" in den Mittelpunkt zu stellen.

Sogar einfache Beobachtungen der Gegenwart können durch die Angst vor der Zukunft verzerrt werden. Wenn die Zukunft trostlos oder leer erscheint, wenn der Patient in ausgefahrenen Geleisen zu stecken scheint, dann können eigene Gefühle von Hoffnungslosigkeit und Unvermögen den Arzt überwältigen, so daß er sich getrieben fühlt, etwas für den Patienten zu *tun*, statt einfach „da zu sein" und ihn zu verstehen. Der Arzt kann unter einem solchen Druck stehen, daß er seine eigenen Bedürfnisse mit denen des Patienten verwechselt. „Sie sind mir ein netter Diazepam-Fall! Es wäre besser, etwas Angst zu haben!" – Dies beschreibt die Not des Arztes, etwas für den Patienten tun zu müssen, und seine Unfähigkeit, dem Patienten beizustehen. Wenn ein solch starker Druck vom Arzt als Teil der Welt des Patienten wahrgenommen werden kann, dann wird er fähig sein, diesen besser zu ertragen.

Die Nützlichkeit des Arztes in dieser Art von Therapie hängt davon ab, welchen Sinn er in der Erkenntnis findet und wie er sie nutzt – und bei gleichbleibender Aufmerksamkeit die angemessene Antwort für den Patienten findet.

Um zu zeigen, wie „da sein" dazu beitragen kann, Patienten zu helfen, werden zwei Fälle beschrieben. Im ersten scheint der Arzt so frei zu sein, die Dinge mit seinem Patienten gemeinsam zu erkunden, obwohl das offensichtlich nicht immer so gewesen war.

SARAH

Sie war eine ziemlich großgewachsene, anmaßende ältere Frau, die häufig kam, um ihren Hochdruck und ihr im Alter aufgetretenes Asthma überwachen zu lassen. Zunächst fühlte sich der Arzt vereinnahmt und hielt sie auf Abstand. Aber er konnte sich ein wenig für sie erwärmen, als er sie als einsame Witwe sehen konnte, deren von ihr idealisierte einzige Tochter viel zu beschäftigt schien, um sie besuchen zu können.

Eines Tages kam sie zu einer „Routine"-Untersuchung, einer Blutdruckmessung und einer Wiederholungsverschreibung. Die Vertrautheit der Situation befähigte den Arzt, mühelos an die Sache heranzugehen, und er dachte mit Erleichterung, daß es ein kurzes Gespräch werden würde, als sie erwähnte, daß ihre Tochter sehr bald ein Baby erwarten würde. Seine automatische Antwort mit angemessenem Ausdruck von Freude und Genugtuung wurde plötzlich unterbrochen durch die Wahrnehmung, daß sie wütend und kritisch war und sich darüber beschwerte, daß diese Schwangerschaft „viel zu spät" und ihre Tochter nicht darauf vorbereitet sei.

Beeindruckt von dem Unterschied zwischen seinen Vermutungen und ihren Gefühlen war der Arzt nun besonders aufmerksam, während die Patientin ihn mit viel Gemütsbewegung daran erinnerte, daß ihre Tochter adoptiert worden sei, weil sie selbst wegen eines abnormen Uterus nicht konzeptionsfähig gewesen sei. Die beiläufige Erwähnung, daß die Tochter „aus Versehen" schwanger geworden sei, war eindeutig ein unverzeihlicher Gegensatz zu den nutzlosen und erniedrigenden Untersuchungen, die die Patientin selbst in ihren früheren Jahren wegen Unfruchtbarkeit über sich hatte ergehen lassen müssen.

Die ganze Beratung hatte sich von einer ganz normalen Wiederholungsvorstellung zu einer stark aufgeladenen Kommunikation gewandelt und gab damit dem Arzt ein völlig neues Bild der Patientin. Seine Arbeitsdiagnose hieß jetzt: „Eine Frau, die sich immer als Mißgeburt gefühlt hat, mit starken Versagensgefühlen und Unzufriedenheit mit sich selbst als Frau und Mutter. Eine Frau, die jetzt mit starken und verwirrenden Gefühlen in der Beziehung zu ihrer eigenen schwangeren Adoptivtochter konfrontiert ist."

Während der Fall der Gruppe vorgestellt wurde, erinnerte sich der Arzt, daß die Schwangerschaft der Tochter tatsächlich schon einmal beiläufig bei einem früheren Arztbesuch erwähnt wurde. Sarah hatte auch darum gebeten, zu einem Asthmaspezialisten überwiesen zu werden, damit sie ins Krankenhaus eingewiesen werden könne, falls das einmal in Zukunft nötig werden sollte. Die Möglichkeiten eines bedeutenden Zusammenhangs zwischen diesen beiden Ereignissen war ihm damals entgangen, und er hatte die Sache später vergessen.

Der Arzt hatte bereitwillig die frühere Medikation wiederholt und ein oberflächliches Gespräch geführt. Er hatte vergessen, daß die Tochter dieser Patientin schwanger war, und es scheint ihm auch vorher ziemlich gleichgültig gewesen zu sein. Aber vielleicht steckte da auch noch mehr dahinter als nur das. Er scheint die Patientin unbewußt provoziert zu haben, indem er sie nicht richtig verstand. Er hatte immerhin alle Einzelheiten ihrer Vergangenheit gewußt, und man hatte ihm auch erzählt, daß die Tochter schwanger sei, aber er hatte diese beiden wichtigen Tatsachen vergessen. Spiegelte dieses Verhalten vielleicht irgendwie die Provokation wider, die er in der Vergangenheit durch sie gefühlt hatte?

Er mußte sich schnell davon befreien und sich sammeln, um bei seiner Patientin und ihren jetzigen sorgenvollen Gefühlen zu sein. Er war hierzu in der Lage, wil sie – obgleich sie eine häufige und anspruchsvolle Besucherin war – in den letzten Monaten doch viel erträglicher geworden war. Während dieses Gespräches veränderte sie sich plötzlich, war viel lebendiger und wirklicher für den Arzt. Ertragenkönnen wandelte sich in Anerkennung, und dies erlaubte ein vertiefendes Gespräch.

Die Gruppendiskussion kreiste um die Frage: „Worüber war sie eigentlich so ärgerlich?" War es Groll darüber, daß ihre Tochter ohne Anstrengung und fast zufällig eine Schwangerschaft erreicht hatte, die ihr selbst versagt geblieben war? Sie muß etwa im selben Alter gewesen sein, als sie ihre Hoffnung aufgab und sich um eine Adoption bemühte. War es Kummer über die nachlässige, fast gleichgültige Haltung ihrer Tochter zur Schwangerschaft, ihre sorglose Ablehnung der Vorfreuden und Vorbereitung, die die Patientin selbst nicht hatte genießen können? War es die Sorge, daß ihre Tochter als Mutter versagen könnte, so wie sie es selbst gefürchtet haben könnte? War es Angst, selbst keinen Anteil an dem Baby zu haben, das einerseits nicht, andererseits aber doch ihr einziges Enkelkind sein würde?

Es war immer noch unklar, was sie von ihrem Arzt erwartete. Er hatte jetzt „wahrgenommen", was sie ihm mitzuteilen versuchte. Würde das ausreichen, oder würde sie weiterhin „krank" werden, wofür sie sich ja durch die Überweisung zum Spezialisten den Weg freigemacht hatte?

Vielleicht müßten ihre bestehenden Krankheiten, Asthma und Hochdruck, jetzt nochmals in dem Licht der Spannungen, die durch diese Enthüllungen sichtbar gemacht wurden, betrachtet werden. Das Gespräch hatte eine so tiefgreifende Wirkung auf den Arzt, daß es interessant wäre, zu erfahren, ob die Patientin ebenfalls so davon betroffen war oder ob man das nächste Mal zu dem „üblichen Umgang" zurückkehren würde.

Kurz danach kam ein Anruf wegen einiger Bluttests, und ein paar Tage später begann das Gespräch mit der Schilderung einer Reihe körperlicher Beschwerden, wobei sich der Arzt überlegte, ob er mitspielen oder versuchen sollte, sie zurück zum Thema: Schwangerschaft ihrer Tochter zu lenken. Schließlich kam sie selbst darauf zurück, und sie und der Arzt wurden „wie ein Großelternpaar", als sie über die Geburt berichtete und über ihre Angst, die Tochter könne depressiv werden und das Baby zurückweisen. Sie teilte mit dem Arzt auch das Geheimnis eines intimen Augenblicks von gemischten Triumpf- und Schmerzgefühlen, als eine Verwandte – nichts von der Adoption der Tochter wissend – meinte, daß das Baby der Patientin ähnlich sehe.

Nach einem schwierigen Anfang scheint dieser Fall doch erfolgreich gewesen zu sein, weil die Patientin trotz ihrer körperlichen Nöte und starken Ängste in der Lage gewesen war, ihren Arzt „zu benutzen". Sie hatte ihre Unabhängigkeit wiedererlangt. Er hatte sich schnell bewegen lassen, ihr beizustehen, als sie ihn brauchte, und er reagierte zugewandt, als sie ihm ihre Gefühle mitteilte. Er mag die einzige Person gewesen sein, mit der sie auf diese Weise sprechen konnte.

PEGGY
Peggy ist eine 33jährige Hausfrau, ihr Mann ist 50 Jahre alt. Sie haben einen fünf Jahre alten Sohn und eine 18 Monate alte Tochter. Sie war seit der Geburt des Babys in die Kartei des Arztes aufgenommen. Sie litt an Migräne und wurde zum ersten Mal gesehen, als das Baby fünf Tage alt war. Der Arzt wurde zu ihr in einer Nacht gerufen, als er Dienst hatte. Er entdeckte, daß sie ein entzündetes Perinaeum hatte. Sie hatte offensichtlich große Schmerzen und Temperatur, aber hielt sich tapfer dabei. Sie hatte einen knabenhaften Haarschnitt und schien eine lustige, athletische Person zu sein. So konnte der Arzt mit ihr in derselben Art umgehen – zügig und heiter. Es wurden große Mengen Antibiotika verschrieben, und sie erholte sich gut. In den nächsten paar Monaten suchte sie mehrere Ärzte wegen zahlreicher Routineuntersuchungen in der Praxis auf und wünschte dann

eine Beratung wegen ihrer Kinder. Der Arzt verhielt sich ihr gegenüber in derselben lockeren Art, da das auch ihrem Verhalten zu entsprechen schien. Die letzte Beratung war wegen ihrer Migräne. Sie hatte zwei schwere Anfälle gehabt, einen im vergangenen Jahr und einen in der letzten Woche. Das Gespräch zielte auf den Streß, den es mit zwei kleinen Kindern gab. Sie sagte: „Oh, ja, das erste Mal war es im letzten Jahr, ja sicher. Meine Schwiegermutter war am Telefon, und die Kinder brachten mich auf die Palme, das war schrecklich für mich, das leuchtet mir ein. Aber beim zweiten Mal, nein, nein, ganz bestimmt nicht. Alles war in Ordnung, Es war Freitagabend, und mein Mann war von der Arbeit gekommen. Die Kinder waren glücklich beim Spielen, darum kann es doch nicht emotional verursacht gewesen sein." Der Arzt akzeptierte das und besprach die Möglichkeit, ob Schokolade oder Käse oder Überforderung der Augen die Ursache gewesen sein könnten. Aber das führte zu nichts, und er fühlte sich unbehaglich. Er hatte das Gefühl, daß er trotz seines Versuches nicht zu der Patientin durchdringen konnte. So verschrieb er ihr für die nächste Zeit einige Pillen.

Dann sagte sie: „Ich habe Angst, es könnte passieren, wenn niemand zu Hause ist, der mir mit den Kindern helfen könnte. Das wäre wirklich schrecklich!"

Der Arzt hörte sich plötzlich erwidern: „Nun, das wird auch nicht passieren. Migräne tritt niemals auf, wenn man sie sich nicht leisten kann!"

Darauf sagte sie: „Das ist ja interessant! Tatsächlich war mein Mann das erste Mal zu Hause und das zweite Mal auch, da kam er gerade zur Tür herein. So trifft das wirklich zu. Na ja, Kinder zu haben ist natürlich ein ziemlicher Streß, nicht wahr?" Sie war verblüfft von dieser Idee, akzeptierte, daß es bei ihr zuzutreffen schien, nahm ihr Rezept und ging hinaus.

Der Arzt hatte den Eindruck, einen Durchbruch erreicht und wirklichen Kontakt zu ihr bekommen zu haben. Er erreichte ihre Gefühle, wie anstrengend es sein kann, wenn man für zwei Kinder sorgen muß.

In der Diskussion wurde klar, daß der Arzt nicht nur Bestätigung vermittelt hatte. Er fühlte, daß er für einen Augenblick mit der Patientin die Anstrengung, die Kinderversorgung bedeutet, geteilt hatte. Aber war es wirkliche Anteilnahme? Die Patientin hatte gesagt: „Ich habe wirklich Angst, daß es wieder passieren könnte, wenn niemand da ist."

Gerade hiernach nahm der Arzt wahr, daß er in seiner positiven Art und mit einer unerklärlichen Überzeugung reagieren konnte.

Bewußt hörte er sie sagen, wie schwer es sei, auf die Kinder aufzupassen. Aber er scheint auf ihre Angst geantwortet zu haben, daß sie außer Kontrolle geraten und in ihre Migräne flüchten könnte, während sie allein auf die Kinder aufpassen müßte. Vielleicht war es diese Furcht, die Kontrolle zu verlieren, die der Arzt durch seine ziemlich unkontrollierte und spontane Bemerkung erreicht hatte. Die Ursachen ihrer Ängste, ob sie mit den Anstrengungen der Kinderbetreuung zusammenhingen oder nicht, schienen weniger wichtig zu sein. Wichtiger war die Tatsache, daß der Arzt sie erreichte und daß er es verstand, wie notwendig es für sie war, möglicherweise auftretende Ängste fest unter Kontrolle zu halten. Er ermöglichte ihr zu begreifen, daß ihre Migräne für sie eine Art von Mitteilung wäre, die sinnlos sei, wenn nicht jemand da wäre, sie aufzunehmen. Die Migräne würde nicht auftreten (oder sie würde es ihr nicht erlauben, aufzutreten), wenn sie allein wäre.

Es war klar, daß dieses Gespräch lebhaft war, und tatsächlich schwang diese Lebendigkeit zwischen dem Arzt und der Patientin. Wie im ersten Fall hatte dieser Arzt intuitiv eine Art der Mitteilung gewählt, die die Patientin benutzte und verstand. An der Oberfläche blieb das Gespräch lebhaft und freundlich, wie die Patientin selbst. Aber es scheint völlig im Einklang mit dem Bedürfnis der Patientin nach nochmaliger Versicherung und sich Selbstverstehens gewesen zu sein.

Drei Jahre später gab der Arzt einen Rückblick auf den Fall.

Sie brachte kürzlich ihre vierjährige Tochter in die „Well-Baby-Klinik". – „Wir trafen uns damals, als sie geboren wurde, Herr Doktor", erinnerte sie ihn. Sie hatte lediglich zwei leichte Migräneanfälle seit dem damaligen Gespräch gehabt. Sie blieb der sportliche fröhliche Typ und wollte weiter nichts für sich, als nur den praktischen Arzt in üblicher Weise für ihre Familie einsetzen zu können.

Der Arzt hatte das Gefühl, die Patientin wünsche nicht, daß er nach ihren Ängsten fahnde. Lieber wollte sie „mich intensiv in die Rolle des freundlichen, sorgenden Mannes drängen, der alle diese Ängste wegscheuchen könnte, wann immer das notwendig sein sollte. Aber in einem ganz entscheidenden Augenblick hatte er mit Direktheit und Da sein auf sie reagieren können. Es gab einen Moment des Verstehens und des Einklangs, als sie – wenn auch nur kurz – ihre Ängste mitteilen konnte.

Obgleich diese Art, mit den Patienten zu arbeiten, eine andere Schulung erfordert, als die in langen Gesprächen Hilfe anbietende, ist es klar ersichtlich geworden, daß es immer durch das gleiche Medium geschieht, nämlich die Gefühle des Arztes.

Wir hoffen, daß die Bschreibung dieser Fälle die Wichtigkeit des Arztes und seiner Probleme gezeigt hat, mit seinem Patienten die Gegenwart auszuhalten, und die Wichtigkeit, sich selbst die Freiheit zu geben, spontan auf die kaum wahrgenommenen Bedürfnisse des Patienten zu reagieren. Es ist keine Technik, eher ein geistiger Rahmen, um einen Kontaktfunken zwischen dem Patienten und seinem Arzt überspringen zu lassen. Wir hoffen, dies kann die Kenntnis des Patienten von einem Teil seiner Innenwelt neu beleben und ihn im Heilungsprozeß vorwärtsbringen.

9. Der abhängige Patient

CYRIL GILL

Auf welche Weise eine Beziehung entsteht und wie der Patient sie benutzt, beides sind bedeutende Momente gegenseitigen Verständnisses. So werden einige die Beziehung gut nützen können, andere zeigen wenig Veränderung, bleiben aber vom Arzt abhängig. Die Beziehung kann für einen Patienten viele Gefühlsschattierungen haben. Zum Beispiel kann der Arzt als Elternteil oder vielleicht als potentieller Liebhaber gesehen werden, abgesichert durch das eindeutige Verständnis der Grenzen der Arzt-Patient-Beziehung. Jedwedes bedeutungsvolle Beziehungsproblem zwischen Menschen kann gut zwischen Arzt und Patient ausgetragen werden.

„Hilf mir, aber komm mir nicht zu nahe", ist eine einfache Beschreibung einer ziemlich verbreiteten Verhaltensweise, wie manche Patienten die Beschäftigung mit ihren Problemen in Beziehung zu anderen einschließlich dem Arzt darstellen. Sie sehnen sich vielleicht nach Herzlichkeit und Verständnis, aber wenn der Arzt nahe an den Kern ihres Problems kommt, bekommen sie Angst oder werden ärgerlich. Solche Menschen vermeiden Intimität und fürchten, verletzt oder verachtet zu werden. Andere fühlen sich nutzlos und verstecken das mit aggressiver Überheblichkeit, die schwer zu durchbrechen ist. Gelegentlich kann dem Patienten im Rahmen der Arzt-Patient-Beziehung geholfen werden, diese Dinge zu verstehen und daraus zu lernen (s. auch Stuart in Kap. 6), aber viel häufiger versucht der Patient sich dem Arzt auf verschiedenen Wegen zu nähern und kann nur lernen, von ihm und von anderen einen sicheren Abstand zu bewahren. Im schlechtesten Fall wird er nichts lernen und sein ganzes Leben damit verbringen, sich als ständig verändernde Zielscheibe unbehandelbarer Körperbeschwerden bei verschiedenen Ärzten zu präsentieren. Jeder kennt solche Patienten, denen niemals geholfen werden kann. Im Gegensatz dazu ist das ideale Ergebnis eines Gesprächs oder einer Serie von Gesprächen erreicht, wenn der Patient etwas Nützliches lernt und den Arzt nicht mehr benötigt. Zwischen diesen beiden Extremen liegt der durchschnittliche Patient, der ein bißchen Verständnis erreicht, aber in einem gewissen Umfang von seinem Arzt abhängig bleibt, wenn es ihm schlecht geht.

Solche Abhängigkeit ist sicherlich ohne Zögern zu akzeptieren, wenn der Patient Diabetes mellitus oder multiple Sklerose hat, oft haben die Ärzte jedoch Angst davor, wenn die Probleme überwiegend emotionaler Natur sind. Dies ist verständlich, wenn der Patient sich exzessiv fordernd, manipulierend oder abwehrend verhält, aber glücklicherweise sind die meisten anders. Solche Manipulationen können abnehmen, falls der Arzt etwas besser verstehen kann, was der Patient von ihm will. Es gibt Ärzte, die weiche und ängstliche Patienten nicht mögen, und andere, die sich wirklich gerne dieser Fälle annehmen. Unglücklicherweise gibt es viele mögliche Belohnungen für einen Arzt, sowohl einfache wie auch kunstvolle, neben den offensichtlich sexuellen. Es ist für einen Arzt nicht ungewöhnlich, viel Zeit und Anstrengung damit zu verbringen, sich so zu verhalten, daß er von gewissen Patienten Zustimmung erfährt, obwohl er vielleicht erschrocken ist, wenn er entdeckt, daß er sich so verhält. Vielleicht sagen die Patienten: „Mein Arzt ist so freundlich und verständnisvoll." Wenn der Arzt damit beschäftigt ist, in Wirklichkeit dieses Ziel zu verfolgen, wird er sicherlich dem Patienten nicht helfen können. Ärzte sind richtig ängstlich, wenn es darum geht, Patienten zu gestatten, von ihnen abhängig zu werden, damit sie nicht einfach nur einem kollusiven Genuß irgendwelcher Art nachgehen. Sie müssen sich darüber bewußt werden, wie sie mit dem, was tatsächlich passiert, umgehen, und ihr therapeutisches Interesse muß zunehmen. Allerdings ist es wahr, daß ein bedeutsamer Teil der Arbeit jedes Arztes darin besteht, abhängigen Patienten zu helfen. Psychiater entlassen gewöhnlich die Patienten, denen sie nicht helfen können, aber Allgemeinärzte müssen kurzzeitig für alle verfügbar sein. Der geplagte Patient stellt sich vielleicht mit körperlichen Symptomen dar, falls er unsere Aufmerksamkeit auf andere Weise nicht erhalten kann. Ob es jemand mag oder nicht, viele Patienten sind abhängig, und das Problem ist, diese Situation zu verstehen und auszuhalten, falls es nicht möglich ist, dem Patienten so zu helfen, daß er den Arzt weniger braucht.

Es gibt einige Patienten, die immer jemanden im Geiste bei sich haben müssen, um unter Streß darauf zurückgreifen zu können, und der Allgemeinarzt wird vielleicht in dieser Art und Weise gebraucht. Eine Patientin sagte: „Ich weiß, ich sage nicht viel, wenn ich hier bin, aber oft spreche ich bei anderen Gelegenheiten in meiner Phantasie mit Ihnen." Diese Patientin kann ihre Gefühle mit dem imaginierten Bild des Arztes teilen, aber ohne gelegentliche Arztbesuche nicht auskommen, um sich dieser Unterstützung wieder sicher zu sein. Es ist wahrscheinlich, daß andere regelmäßig erscheinende Patienten, die sich weniger darüber bewußt sind, versuchen, ihre Ärzte in gleicher Weise zu gebrauchen. Viele Patienten erscheinen mit konfusen kleinen Beschwerden, die ohne jeden Grund wieder verschwinden. Einige Patienten haben Spaß daran, den Arzt zu besiegen, und es ist tröstend, wahrzunehmen, daß sie vielleicht als Ausgleich für seinen Mißerfolg in mancher Hinsicht besser funktionieren. Solche schwierigen Beziehungen gehören zur Allgemeinpraxis, und alles, was man tun kann, ist auf Verständnis und Ehrlichkeit abzuzielen.

Viele ältere Patienten kommen immer wieder zum Allgemeinarzt, um wiederholte Zuwendung zu erhalten. Oft gibt es regelhaft ablaufende Szenen bei diesen Besuchen. Der Arzt wird vielleicht gebeten, den Blutdruck zu messen oder das Herz abzuhören, auch wenn dies medizinisch gar nicht notwendig ist. Vielleicht starb ein Elternteil in ähnlichem Alter durch Schlaganfall, oder die Patienten sind ängstlich, ob sie für ein kommendes Ereignis gesund genug sind. Oft sagen sie, sie seien bereit zum Sterben, fürchteten sich aber vor dem Ablauf des Sterbens, oder sie würden einen schnellen Tod einem langwierigen vorziehen. Hinter solchen oberflächlichen Ängsten liegen vielleicht viele andere Dinge, die sie mitteilen wollen: Wünsche und Fehlschläge, Familienangelegenheiten aller Art, oft aber gibt es auch einen Wunsch, sich zu vergewissern, daß jemand etwas über sie weiß, sie akzeptiert und sich an sie erinnert, ob sie lebendig oder tot sind. Eine sehr gesunde alte Dame sagte: „Ist es wahr, daß Sie eine Todesurkunde nicht unterschreiben kön-

nen, wenn Sie mich länger als zwei Wochen nicht gesehen haben?"
Sie nimmt die Idee des Todes an, möchte aber nicht, daß fremde Ärzte nach ihrem Tod in ihrem Inneren herumschnüffeln. Ihr guter Ruf soll bis zum Grab reichen. Arzt und Patient konnten darüber lachen, nicht jedoch über einige kleine Details ihres zurückliegenden Lebens, die sie gelegentlich erwähnt hat, noch über die alten Zeitungsausschnitte, die sie ihm gezeigt hat. Irgendwie gibt ihr die geteilte Intimität über ihr Leben Bedeutung, und vermutlich hofft sie, daß einige Erinnerungen über sie im Gedächtnis des Arztes haften bleiben, wenn sie stirbt. Gelegentlich kann solch eine Beziehung durch äußere Begebenheiten bedroht sein.

MISS WATSON
Sie ist eine ältere, dem Arzt gut bekannte Dame. Er hat sie mit ihren gewöhnlichen kleinen Problemen des höheren Lebensalters regelmäßig in den letzten 15 Jahren gesehen. Sie ist recht unabhängig, benötigt jedoch bei Gelegenheit Hilfe. Ihre Nichte war zu ihr gezogen, um mit ihr zu leben. Die Nichte war ziemlich klagsam. Sie hatte Bronchitis und sich nur ungern wieder aufgemacht, um auf die alte Dame aufzupassen, die ihre Hilfe benötigte. Der Arzt empfand sie ziemlich nervend. Unglücklicherweise übersah er die Tatsache, daß sie wegen Nierenversagens schwer krank war. Eventuell mußte sie ins Krankenhaus eingewiesen werden und sterben, trotz Transfusionen und Dialyse. Der Arzt hatte das Gefühl, daß er versäumt hatte, diese ernste Krankheit bei der Nichte zu diagnostizieren, und ebenso war es der alten Dame gegangen. Sie ließ ihn zu sich kommen, damit er alles erklären könne. Er war absolut ehrlich, erklärte genau, was er übersehen hatte, aber er ließ auch zu, anzusprechen, daß er sie nicht gemocht und dies seine Urteilsfähigkeit beeinträchtigt hatte. Vermutlich konnte die alte Dame sie ebensowenig leiden, und dies hatte vielleicht die Situation gerettet. Unzweifelhaft hatte sie die Befürchtung, daß der Arzt auch bei ihr eine bedeutende Krankheit, wenn sie davon betroffen würde, übersehen würde, aber wahrscheinlich merkte sie, daß er sie viel besser leiden konnte als ihre Nichte. Die strenge alte Dame schmolz dahin, als sie dem Allgemeinarzt zustimmte, daß ihre Familie schwierig sei. Am Ende des Gesprächs war sie wieder eine schwache alte Dame geworden. Das Versagen des Arztes war vergeben, und sie hatten ihre vorherige Beziehung von Vertrauen und gegenseitigem Respekt wiederhergestellt.

Einige Monate später berichtete der Arzt, daß er sie mehrere Male wegen Schwierigkeiten mit ihrer Hörhilfe gesehen habe, und jedesmal hatte sie wie zuvor über kleinere familiäre Schwierigkeiten gesprochen. Der Arzt hätte versuchen können, seinen Irrtum zu entschuldigen, indem er gesagt hätte, Nierenversagen ist leicht zu übersehen oder man hätte sowieso nichts machen können, aber instinktiv wählte er den ehrlichen Umgang, der beiden viel besser tat. Manche Ärzte erwecken – in Kollusion mit dem Patienten – den Anschein, als ob sie diesen für immer am Leben erhalten könnten. In diesem Fall gab es einen solchen Unsinn nicht. Die alte Dame konnte deshalb einen Fehler vergeben, auch einen fatalen, ausgelöst durch Ablehnung, solange der Arzt es gut mit ihr meint und sich um die Qualität ihres Lebens sorgt.

Ein anderer Fall beschreibt die Bedeutung fortlaufender Unterstützung bei sehr geringfügigen Veränderungen des Patienten.

ANITA

Anita, 37 Jahre alt, ist das einzige Kind ängstlicher Eltern. Ihre Mutter kam aus einer großen Familie, und Anita war sich immer darüber im klaren, daß ihre Mutter selbst gerne auch eine große Familie gehabt hätte. Sie wurde als Kind übermäßig beschützt, dennoch spürte sie, daß beide Eltern erwarteten, daß sie für sie glänzte, und sie mußte immer ihre wahren Gefühle vor ihnen verstecken. Sie flüchtete nach London, erreichte einen Abschluß als Lehrerin, zog dann aber eine Bürotätigkeit vor. Sie hat ernste depressive Phasen, weswegen sie den Allgemeinarzt aufsucht. Antidepressiva haben wenig Wirkung. Sie sitzt stumm da, verbirgt auch vor dem Allgemeinarzt ihre Gefühle, bis er sie auffordert, ihren Gefühlen freien Lauf zu lassen. Sie lebt in einem Wohnheim mit verschiedenen anderen jungen Frauen, und sie sind gleichbedeutend für sie mit einer Familie, weswegen sie sich aufregt, wenn eine davon weggeht. Der Arzt ist sehr wichtig für sie geworden. Sie hat das Gefühl, daß sie ihn nicht wie ihre Eltern erfreuen muß, sie bleibt sehr ruhig und passiv. Sie beschreibt ihren Vater als ängstlich und zurückgezogen. Er habe seine Gefühle, außer wenn er gedacht habe, er sei krank, verborgen. Ihre Mutter verbirgt ihre Gefühle ebenso und ist nicht sehr einfühlsam gegenüber den eingebildeten Krankheiten des Vaters. Als der Vater einen leichten Schlaganfall hatte, schien sich die Stimmung von Anita, sehr zur Überraschung des Arztes, zu verbessern. Sie sagte, sie könnte in einer anderen Weise zu ihm in Beziehung treten, wenn er wirklich krank sei, und sie hatte nun realisiert, daß nicht alles, was ihren Eltern geschah, ihr Fehler war.

Ein Jahr später bezieht sie eine Wohnung mit einer Freundin, und dies ist ein viel stabileres Arrangement geworden. Sie ist sicherlich weniger depressiv, muß aber ziemlich oft mit ihrem Arzt in Verbindung bleiben. Eines Tages klagte sie über abdominelle Beschwerden, und der Arzt wies sie nach einer Verdachtsdiagnose ins Krankenhaus ein. Dort erlebte sie eine schreckliche Woche mit vielen Untersuchungen, wodurch schließlich eine gutartige Zyste zum Vorschein kam, welche abgesaugt wurde und verschwand. Der Arzt besuchte sie im Krankenhaus, wo sie traurig und zurückgezogen lag. Später berichtete sie ihm, daß der Gedanke, daß ihre Eltern herausfinden könnten, wo sie war, sie mehr beunruhigt habe als ihre eigene, ernste Erkrankung. Sie fühlte sich schuldig und ängstlich bei dem Gedanken, sie duch Krankheit im Stich gelassen zu haben. Sie ist sich bewußt, daß dies eher ihre eigenen Gefühle als diejenigen ihrer Eltern sind.

Die Gruppe diskutierte diesen Fall und wies darauf hin, daß die Patientin viele Dinge nicht mit ihrem Arzt besprochen habe. Dennoch war es schwierig, die Ursprünge ihrer Schuld und Angst herauszufinden. Sie schlief im Schlafzimmer ihrer Eltern bis zum Alter von neun Jahren, aber war sich dessen nicht bewußt. Sie spricht ganz frei über die Tatsache, daß ihre Eltern, nachdem sie geboren war, kein Sexualleben hatten. Die Mutter war der Ansicht, es sei etwas Schmutziges, und der Vater hatte dazu nichts zu sagen. Anita vermittelt dem Arzt den Eindruck, als ob sie selbst keinerlei sexuelle Gedanken habe. Der Arzt empfindet es so, als ob sie sich zu ihm in einer Beziehung wie ein Kind befindet, und obwohl es denkbar ist, daß sie homosexuelle Gefühle hat, gibt es keine solche Beziehung zu ihrer neuen Wohngenossin. Daß es ihr unzweifelhaft besser geht, hängt ebenso von äußeren Ereignissen wie von der Hilfe des Arztes ab. Nach wie vor arbeitet sie an ihren Problemen, versucht sie zu verstehen und sich selbst aus der Bindung an ihre Eltern oder der phantasierten Eltern zu befreien. Nach wie vor ist sie ziemlich abhängig vom Arzt, der ein Symbol für die großzügigeren Eltern darstellt, die sie benötigt.

Sie ist eine von vielen Patienten, die unbewußt auszuprobieren versuchen, ob der Arzt ihre Bedürfnisse befriedigen kann. Dies kann vielleicht zu Frustration und Zurückweisung führen und der

Erfahrung, wieder fallengelassen zu werden. Aber gelegentlich kann der Arzt erkennen, was passiert, und dem Patienten behilflich sein zu verstehen, was zwischen ihnen beiden geschieht.

Ein Psychotherapeut würde solchen Patienten eine begrenzte Zeit zur Verfügung stellen und versuchen, in der Beziehung zueinander die Probleme durchzuarbeiten. Ein Hausarzt entwickelt eine ähnliche Beziehung mit vielen, kurzen Interaktionen. Der Prozeß des Durcharbeitens ist gewöhnlich weniger gründlich, aber die Beziehung setzt sich vielleicht über viele Jahre fort, und der Allgemeinarzt agiert an Stelle irgendeiner bedeutenden Person, die vom Patienten benötigt wird. Dies ist vielleicht eine idealisierte Vorstellung, die auf den Arzt projiziert wird, der im wirklichen Leben wahrscheinlich eine ganz andere Person ist. Für diejenigen, die von dieser Abhängigkeit nicht wegkommen, muß der Arzt vielleicht für immer eine bedeutende Person bleiben.

10. Eine zuversichtliche Reise

JOHN SALINSKY

Als Ärzte sind wir natürlich an dem Ergebnis unserer Arbeit sehr interessiert. Es ist wichtig zu wissen, ob die Behandlung erfolgreich war und der Patient geheilt oder wenigstens von einigen seiner Symptome befreit wurde.

Aber die Bewertung des Erfolges kann sehr schwierig sein, selbst wenn es nur körperliche Beschwerden betrifft: Als Beweis dienen die umfangreichen und schwierigen klinischen Versuche, die nötig sind, ehe wir entscheiden können, ob ein neues Medikament für Arthritis oder Hochdruck etwas besser als sein Vorgänger ist.

Wenn wir versuchen, den Erfolg der psychologischen Behandlung zu beurteilen, werden die Probleme äußerst schwierig.

In diesem Buch wird nicht nur über „eine Krankheit" oder „eine Behandlungsart" berichtet, sondern über eine therapeutische Philosophie, die bei einer Anzahl Menschen mit sowohl körperlichen als auch seelischen Problemen angewandt wird.

Man will uns weismachen: Wenn unsere Ideen nicht zur Wertung taugen, können sie auch nicht als Wissenschaftsbeitrag eingeordnet werden, sondern müssen als Sache des Glaubens betrachtet werden.

Da wir uns selbst gern als Vertreter sowohl einer Wissenschaft als auch einer Kunst fühlen, ist dieses Urteil unannehmbar. Wir können viele Beispiele von Patienten zeigen, die sich beträchtlich unter unserer Betreuung gebessert haben. Aber können wir die sichtbare Besserung mit der von uns getanen Arbeit in Beziehung setzen? Welche Kriterien können wir finden, um den Erfolg einer Arzt-Patient-Beziehung zu messen?

Wir können hoffen, „den Patienten zu befähigen, mehr seiner Möglichkeiten zu verwirklichen". Wir könnten aber berechtigterweise gefragt werden, was wir damit meinen.

Wir können uns dann entscheiden, dem Fortschritt unseres Patienten durch Schätzung des bei ihm Erreichten nachzugehen. Und zwar auf Gebieten, die allgemein für die Erfüllung der Möglichkeiten als wichtig anerkannt sind. Ist er glücklich verheiratet? War er erfolgreich in seiner beruflichen Laufbahn? Hat er niedrige Werte bei einem Fragebogen für neurotische Symptome? Nimmt er Tranquilizer?

Leider hat das Leben viele Hochs und Tiefs mit oder ohne die Intervention eines Hausarztes. Vieles kann von dem Jahr oder sogar dem Tag abhängen, an dem die Auswertung vorgenommen wurde. Selbst wenn ein Patient sich wirklich beachtlich zum Besseren verändert hat, bleiben wir unsicher, wieviel dies dem Einfluß des Arztes zuzuschreiben ist und wieviel äußeren Faktoren, die völlig jenseits seiner Kontrolle oder seiner Kenntnis liegen.

Meiner Meinung nach sind Versuche der Erfolgsmessung zur Wertung unserer Arbeit weder nützlich noch notwendig. Es wäre besser, wie in der Einleitung erwähnt, uns eher als beschreibende Naturgeschichtler zu sehen und nicht als Experimentalwissenschaftler, die Voraussagen machen, um sie dann in einer Nullhypothese zu prüfen.

Es gibt jedoch ein weiteres Problem. Der Arzt „als Naturgeschichtler" kann das Verhalten seines Patienten beobachten, aber daraus nur folgern, was dieser denkt und fühlt.

In den Fallberichten dieses Buches haben die berichtenden Ärzte versucht, wahrnehmbare Vermutungen über den Erfolg der von ihnen als wichtig empfundenen Interviews mit den Patienten zu machen. Aber es waren eben nur Vermutungen.

Wir wissen nicht wirklich, was die Patienten während dieser Konsultationen wahrgenommen haben, weil wir sie nicht fragen können und sie es uns meistens auch nicht erzählen. Andererseits wissen wir viel darüber, was der Arzt wahrnimmt. Ich meine, dies ist wert, näher untersucht zu werden.

Betrachten wir nochmal einige Fälle der früheren Kapitel und die Art, wie die Ärzte ihre eigenen Gefühle über ihre Patienten beschreiben. Ralphs Ärztin aus Kap. 6:

Ich kannte ihn als langjährigen Alkoholiker ... habe ihn nicht oft gesehen ... und wenn, dann war es entmutigend ... so war ich wirklich darauf vorbereitet, seinen Husten zu behandeln und nichts sonst ... Ich untersuchte seinen Brustkorb wie üblich ... und aus irgendeinem Grunde entschied ich ... daß man doch vielleicht noch einmal über sein Trinken reden sollte ...

Zunächst ist die Ärztin nicht gerade angetan von ihrem Patienten und will ihm routinemäßig das Stethoskop auf die Brust drücken, als irgend etwas sie antreibt, zwar mit etwas Überdruß, aber pflichtgemäß, „dieses Trinken" anzusprechen. Kurz danach sind ihre Gefühle zu ihm ganz anders: „An irgendeinem Punkt begann ich, mitfühlender zu sein ...; ich hoffte, regelmäßig mit ihm sprechen zu können, ihn montags oder dienstags wiederzusehen und zu versuchen, ihn zu halten." Und schließlich: „Als er ging, sah er ganz fröhlich aus, und auch ich war irgendwie froh; ... als er hinausging, verspürte ich eine gewisse Hoffnung für ihn."

Nach dem nächsten Besuch ist die Ärztin zwar weniger hoffnungsvoll, was seine Prognose als Alkoholiker betrifft, zeigt aber mehr Interesse an seinen Todes- und Erstickungsängsten. Sie beginnt, sich für ihn verantwortlich zu fühlen, als sie erkennt, daß es mehr um eine Betreuung zum Tode als um Rehabilitation geht.

Stuart (s. Kap. 6) ist ein junger Mann, dessen Arzt ihn zuerst lästig und ausdruckslos findet. Wir hören von „verschiedenen körperlichen Symptomen ... unglaublich langweilig und sehr umständlich, furchtbar zurückhaltend ..., eine sehr kontrollierte Art von Aggression". Etwas später: „Ich war richtig wütend auf ihn und gab ihm tatsächlich ... einen anständigen Rüffel ..." Das Interview wird später als „Tritt in den Hintern" beschrieben, den der Arzt zwar nur verbal, aber doch mit gewissem Nachdruck gab.

Er ist ärgerlich über den Patienten, weil dieser so überheblich und verächtlich auftritt, und ärgerlich über sich selbst, weil er ihn früher so respektvoll behandelt hatte. Etwas später sagt er dem Patienten, daß er ihm großspurig und einschüchternd vorgekommen sei.

Stuart scheint verdutzt über diese Enthüllung, äußert sich dann aber lebhafter als je zuvor. Der Arzt beginnt etwas wärmer für einen Patienten zu empfinden, den er eigentlich niemals richtig leiden konnte.

In diesen beiden Fällen hat sich ein deutlicher Wandel im Verhalten des Arztes seinem Patienten gegenüber vollzogen. Ralphs Ärztin bewegt sich von einer müden Skepsis durch eine Phase übertriebenen therapeutischen Optimismus (wegen des Trinkens) zu einer Stimmung von Güte und einer sanften Besorgtheit um seine schreckliche Furcht und seine Einsamkeit angesichts seines sich dem Ende nähernden Lebens.

Stuarts Arzt (im zweiten Beispiel) fühlt sich anfangs gereizt, dann wird er ganz wütend, sogar aggressiv. Nachdem er das hat äußern können, scheint er zu einem besseren Verständnis seiner eigenen Gefühle gegenüber dem Patienten zu kommen. Er lockert seine Zurückhaltung, und die Arbeit kann jetzt freier fortgesetzt werden.

Ein anderer Arzt stellt eine Patientin, Alison, vor, die er in Kap. 2 unschmeichelhaft als „unordentlich mit strähnigem Haar und etwas schmuddelig" wirkend beschreibt.

Zehn Minuten später denkt er während des Gespräches: „Oh, mein Gott, ein unglückliches Mädchen, die nicht einmal für irgend jemand etwas Vernünftiges tun kann." – Alison nimmt Anstoß an dem Wort „nutzlos" und läßt ihn wissen, daß sie nicht nur eine tüchtige Hausfrau, sondern auch gut in ihrem Job sei. Der Arzt wird engagierter, und sie sind nun fähig zu einem interessanten Austausch über Abhängigkeit und ihre durch diese verursachten Gefühle. Es besteht Ungewißheit, ob sie noch mehr dieser Art von Aufmerksamkeit möchte. Aber irgend etwas Nützliches scheint doch bei diesem „ziemlich vermasselten Interview" herausgekommen zu sein. Eine irgendwie langweilige Patientin wurde interessant und rief genug Neugier hervor, um bei der Gruppe vorgestellt zu werden.

In mehreren anderen Fällen scheint sich die Haltung des Arztes als Ergebnis einer überraschenden Bemerkung verwandelt zu haben: eine Darstellung oder ein gewisser Ausdruck von Gefühlen, die nicht in das vorherige Bild des Arztes passen.

Edna (s. Kap. 2) zeigt, daß sie Humor hat, als das Geschirr herunterkracht, und wird danach ein willkommener Gast in der Praxis. Sarahs Arzt (s. Kap. 8) ließ sich einfach so treiben und dachte mit Erleichterung, daß es ein kurzes Gespräch werden würde. Da erzählte sie ihm, daß ihre Adoptivtochter ein Baby erwarte. Sie schockte ihn damit, daß sie sehr ärgerlich darüber war.

Hannahs Arzt (s. Kap. 6) begreift plötzlich, daß sie taub ist und die Taubheit all ihre schmerzlichen Gefühle von Alleinsein, Altsein und Hunger nach Zuneigung in den Mittelpunkt stellt.

Zum Glück erholten sich in jedem dieser Fälle die Ärzte schnell von ihrem Anfangsschock und konnten größeres Interesse und Mitgefühl für ihre Patienten entwickeln.

Ein anderer Schock trifft den Arzt von Kapitel 4, als er ein Schwesternpaar beschreibt, bei dem die Schwestern „äußerlich ähnlich" sind. Aber die eine ist verheiratet, während er von der anderen weiß, daß sie ledig ist und an einer Rückgratdeformität leidet. Als die zweite Schwester zum Arzt kommt, wird ihm die falsche Karteikarte gegeben, und er schafft es grade noch, die Dame richtig zu erkennen: „Oh je, Sie sind ja nicht Jean, nicht wahr?" Die Patientin erwidert: „Nein, ich bin Mary, die allein lebt!" – Dieser traurige kleine Satz hat die Wirkung, plötzlich jemand zu beleuchten, der vorher im Schatten stand. Der Arzt fühlt einen plötzlichen Schmerz, den er nie vergessen wird. Zweifellos wird der Arzt, wenn er seine Patientin in Zukunft sieht, „Ah ja, Mary, die allein lebt" zu sich sagen.

Die Alleinlebende hat mit Erfolg eine verspätete Anerkennung ihrer Einsamkeit und Einzigartigkeit gefordert.

In einem anderen Fall (s. Kap. 8) überrascht der Arzt sich selbst, wie er in einer Art Ex-cathedra-Unfehlbarkeit einer jungen Mutter erklärt, ihre Migräneanfälle würden niemals auftreten, wenn sie allein mit ihren Kindern sei. Diese junge Frau war immer bei ihrem Arzt als „fröhliche Sportsperson erschienen, ... die viele Ängste unter ihrer harten Schale verbirgt ...". Er beschreibt seine kühle Behauptung als verrückte Bemerkung, da er ja unmöglich wissen konnte, ob sie eine Migräne haben werde oder nicht. Trotzdem hat die Bemerkung ein beachtenswertes Ergebnis, weil die Patientin etwas weicher geworden zu sein scheint. Sie kann erstmalig zugeben, daß sie sich verletzlich und unsicher fühlt, wenn ihr Mann fort ist.

Anfangs fühlte der Arzt, daß eine neue Ära begann, in der Peggy freier über ihre Ängste sprechen werde. Schließlich passierte das aber nicht. Doch im Laufe des nächsten Jahres gab es dreizehn kurze Begegnungen, bei denen Arzt und Patientin über kleinere Krankheiten ihrer Kinder sprachen.

Der Arzt berichtet, daß er sich nun als wichtiger Mensch für die Patientin fühle, auf den sie sich verlasse und der sich um sie sorge, „um ihr zu versichern, daß alles in Ordnung sein wird".

Wieder können wir nicht wissen, ob sie dies tatsächlich ihm gegenüber fühlt. Aber wir haben genug Beweise, um überzeugt zu sein, daß er niemals wieder an sie nur als „munteres Hockey-Stockmädchen" denken wird.

Von einem dramatischen Wandel in der Patientenbeurteilung durch die Ärztin wird in Kap. 7 berichtet. Die Patientin Vivienne wird wie eine Karikatur vorgestellt: „Monsterhafte Erscheinung, eine Mischung aus Drogenverhalten und verrücktem Augen-Make-up". Sie scheint eine hoffnungslos Süchtige zu sein, deren Leben von Schnaps, Glimmstengeln und Pillen beherrscht wird.

Mehr in Hoffnung als in Erwartung schlägt die Ärztin vor, sie möge doch versuchen, die Pillen zu reduzieren. Sie solle aber für die, die sie noch nimmt, einen Zusammenhang mit den Ereignissen, die die Einnahme nötig machen, suchen und aufschreiben.

Überraschenderweise antwortet Vivienne ihrer Ärztin mit der Vorlage eines detailliert geführten Tagebuches. Hierin berichtet sie von ihrem täglichen Kampf mit ihrer Familie und ihren Symptomen und Gefühlen. Sie entpuppt sich als begabte Tagebuchschreiberin. Und Tagebuchschreiber können einen besonders starken Zauber auf ihre Leser ausüben. Dieses Tagebuch machte einem mächtigen Eindruck auf die Ärztin, vor allem durch seine Inspiration und Hingabe.

Sie sieht jetzt ihre ehemals monströse Patientin als jemand, der fähig ist, über seine Erfahrungen in einem lebhaften, ausdrucksvollen und zugleich vielsagenden und packenden Stil zu schreiben.

Viviennes Fall ist vielleicht ein außergewöhnlich guter Beweis, daß ein Tagebuch eine gute therapeutische Auswirkung auf seinen Autor hatte:
Sie hat die meisten Drogen aufgegeben und gibt ihrem Leben einen neuen Sinn.

Aber was auch mit Vivienne geschieht, solange ihre Ärztin sich mit ihr befaßt, wird sie „die Patientin mit dem Tagebuch" sein.

In allen erwähnten Fällen scheint es einen echten Beweis für die veränderte bessere Einstellung des Arztes zu dem betreffenden Patienten zu geben.

Aber wir wissen noch nicht wirklich, wie es den Patienten ergangen ist. Ist es möglich, einen Nutzen für den Patienten als Ergebnis der verbesserten ärztlichen Bedingungen zu postulieren?

Ich denke, das Äußerste, auf das wir berechtigten Anspruch erheben können, ist, daß der Arzt wahrscheinlich nach Veränderung seiner Haltung – wenigstens solange diese anhält – erfolgreicher sein wird.

Die Veränderungen, die wir sahen, gingen alle in Richtung einer größeren Bereitschaft, den Patienten zu tolerieren oder zu akzeptieren – egal, ob er auf jegliche zur Verfügung stehende konventionelle Behandlung (wie Kuren für Alkoholismus oder Depression) anspricht oder nicht.

Der Arzt ist nun eher bereit, ein „Doktor für *jemanden zu sein*", ohne verzweifelt herumzufuchteln und zu versuchen, „*irgend etwas zu tun*". Um eine Arzt für *jemand zu sein,* genügt es nicht, seinen Namen und seine Karteikarte zu haben.

Der Arzt muß bereit sein, eine Menge Frustration, Not und Hoffnungslosigkeit aufzunehmen. Er muß gefühlsmäßig antworten können, während er sein persönliches Leben nicht mit dem des Patienten verwickeln läßt. Er muß auch für eine ausreichende Spanne Zeit zur Verfügung stehen – etwa zwischen ein paar Wochen und lebenslang. Er muß ein eingehendes Interesse für geringfügige Krankheiten haben und zuverlässig auf größere reagieren. Wenn er dann gelegentlich eine Beobachtung machen kann, die ein besonderes Licht auf die Situation wirft, kann er um so besser mit seinem Patienten gemeinsam daran Anteil nehmen.

Leonard Woolf dachte darüber nach, was für ihn ein Mangel an festen Erfolgen in seinem Leben zu bedeuten habe, und er gab als Antwort dem letzten Band seiner Autobiographie den Titel: „Die Reise, nicht das Ziel ist von Bedeutung".

Die Metapher vom Leben als einer Reise ist schon mehrfach auf diesen Seiten aufgetaucht, und ich denke, man kann mir den nochmaligen Gebrauch verzeihen.

Marie Campkin beschrieb eine Patientin, die mit einer Anfrage für einen Paß begann, dann aber eine Reise unternahm, die so schnell und ungestüm verlief, daß die Ärztin sich weit zurückgelassen fühlte.

Oliver Samuel und Cyril Gill haben den Arzt als einen besorgten Steuermann beschrieben, der den Ausschlag an der Ruderpinne gibt und die Segel trimmt. Er kann auch als nützlicher Reisebegleiter betrachtet werden, der – wenn notwendig – bei der Navigation helfen oder eine Maschine reparieren kann, der außerdem meistens da ist, um an der Erfahrung teilzuhaben, und hilft, darüber zu reflektieren. Er weiß ebenso wenig wie der Patient, wie und wo die Reise enden wird. Er ist selbst auch auf einer Reise.

11. Forschung, Veränderung und Entwicklung in Balint-Gruppen

ENID BALINT

Das Ziel von Balint-Gruppen hat sich, wenn überhaupt, in den letzten 20 Jahren wenig verändert. Jedoch sind Veränderungen in den Techniken aufgetreten, mit denen sich Allgemeinärzte in Gruppen beschäftigen. Vielleicht ist es überraschender festzustellen, daß sich unser Denken wenig geändert hat, im Gegensatz zu der Art und Weise, wie es sich geändert hat. Ich glaube nicht, daß dies etwas mit unserer fehlenden Flexibilität zu tun hat.

Wie funktioniert die Allgemeinpraxis? Andrew Elder beschreibt sie als eine Welt, in der

der Arzt ... häufig im dunkeln (tappt), und nur von Zeit zu Zeit bekommt er flüchtige Einblicke in seinen Patienten. Er muß darauf bedacht sein, nicht zuviel herauszufinden, und muß zufrieden sein, den richtigen Abstand zwischen sich und dem Patienten zu finden. Manchmal ergreift er die Initiative und ein andermal muß er zurückhaltender sein (s. S. 73).

Falls ein Arzt meint, daß er sich dieser Aufgabe widmen möchte und sie nicht zu weit von seinen Vorstellungen über die Allgemeinpraxis abweicht, kann er sich durch eine Balint-Gruppe die dafür notwendigen Hilfsmittel erwerben.

Ich nehme natürlich an, daß ein solcher Arzt gut ausgebildet und im Laufe seines Berufslebens fortgesetzt an der herkömmlichen Medizin interessiert ist. Denn sonst haben keine unserer Ideen Bedeutung in der Medizin oder können dort zuverlässig benutzt werden.

Ich will kurz erklären, wie wir anfingen. 1949 leitete Michael Balint eine Gruppe nichtmedizinischer professioneller Mitarbeiter an der Tavistock-Klinik – eine gemischte Gruppe, die ich 1948 mit dem Ziel begonnen hatte, Menschen mit Eheproblemen verstehen zu lernen und mit ihnen zu arbeiten. Wir entschlossen uns dann, diese Arbeit mit Allgemeinärzten zu beginnen und benutzten dieselben Techniken, die wir während der vorhergehenden Arbeit entwickelt hatten. Unsere Arbeitsmethode und unsere Forschungsmethode blieben unverändert und bestanden aus einer Diskussion in einem strukturierten Rahmen über die Schwierigkeiten des Arztes mit einem Patienten – jeweils eine besondere Beziehung zu einer bestimmten Zeit; derselbe Leiter und dieselben Ärzte diskutierten zusammen über Patienten an demselben Ort über einen längeren Zeitraum. Über jede Sitzung wurden wörtliche Protokolle geführt.

Wir hatten den Eindruck, daß die Benutzung der Aufzeichnungen des Arztes in der Diskussion nur ablenkt, und übernahmen bald eine Methode, die auf der Supervisionsmethode ungarischer Psychoanalytiker fußte. Dabei ging es darum, die Gruppenmitglieder zu ermutigen, ohne Aufzeichnungen frei zu sprechen, sich ggf. selbst zu widersprechen, sich Gedanken über die Gedanken zu machen und sich an Dinge zu erinnern, von denen sie glaubten, daß sie sie vergessen hätten. Auf diese Weise tauchte ein vollständiges Bild auf, bei dem die Gefühle des Arztes im Zusammenhang mit den Fakten, über die er berichtete, deutlich wurden.

Wer nie auf diese Weise mit einem Gruppenleiter gearbeitet hat, der in einer spezifischen Beobachtungsmethode geschult ist, der das Fehlen einer zusammenhängenden Geschichte für eine Weile tolerieren kann und der eher die Unordnung nutzt, als sich davon zu trennen, für den mag diese Methode sehr fremd, seltsam und unwissenschaftlich scheinen. Sie besteht aus dem Zusammentragen von Tatsachen und den zur selben Zeit auftretenden zugehörigen Gefühlen. Unsere Arbeit fußt auf der Idee, daß alle Menschen, ob Ärzte oder Patienten, sich unbewußt gegen bestimmte Gedanken und Ideen wehren. Sie versuchen, die Dinge in eine Ordnung zu bringen, und dies führt oft dazu, daß Tatsachen und zugehörige Gefühle ausgelassen werden. Die Geschichte scheint dann eindeutig, und der Arzt ist sich beim Berichten nicht bewußt, daß er nicht korrekt ist. Bei unserer Art Diskussion und Bericht kommen solche Auslassungen und Verfälschungen, ohne Verlegenheit hervorzurufen, ans Licht.

Ein geübter Beobachter – möglichst ein Psychoanalytiker oder jemand, der mit ihm über eine längere Zeit zusammengearbeitet hat – wird benötigt, um die Erkenntnisse auszuwerten. Vorahnungen, Phantasien und Gefühle sollten ohne Verlegenheit ausgedrückt und nicht als etwas Heiliges behandelt werden. Die Arbeit der Gruppe und des Arztes, der die Verantwortung für den Patienten hat, ist es, herauszufinden, ob das, was gesagt wurde, wahr ist, zu untersuchen, worauf solche Phantasien und Vorahnungen basieren, so daß der Arzt, falls dies angemessen geschieht, seine Vorstellungen über seinen Patienten ändern kann. Dies alles läuft in einem stabilen Rahmen ab, und jeder Arzt lernt, auf seine wie auf die Arbeit der Kollegen mit derselben Genauigkeit und Offenheit zu blicken.

Wir benutzen immer noch dieselbe Methode. Aber hören wir in den achtziger Jahren in einer unterschiedlichen Weise auf unterschiedliche Dinge? Haben wir uns verändert? Vielleicht sind wir nur weniger ängstlich, eine zusammenhängende Geschichte zu entwickeln und früh den Sinngehalt zu entdecken. Wir gehen immer noch von einer Arbeitsdiagnose aus, aber wir sind wachsamer gegenüber den Veränderungen, die, wann auch immer in der Arzt-Patient-Beziehung, in den Gefühlen des Arztes über seine Patienten und in den Beschwerden der Patienten während einer Beratung stattfinden. Wir sind besonders vorsichtig, neue Beobachtungen in alte, dafür nicht mehr angemessene Raster einzuordnen.

Früher sprachen wir im Rahmen unserer Arbeit manchmal über unsere Fähigkeit, Allgemeinärzte darin auszubilden, eine Art Psychotherapie zu betreiben, und wir erhielten – aufgrund der Tatsache, daß unsere Ärzte nicht viel Erfahrung in diesem Bereich hatten – keine erfolgversprechenden Ergebnisse. Es wurde vermutet, daß eine bessere Psychotherapie den Patienten hätte heilen können. Damals wurde gesagt, daß die allgemeinste Basis jeder Art von Psychotherapie das Verständnis der wirklichen Probleme des Patienten sei. Deshalb dachte man, wenn man dies verstanden hätte, würde man dem Patienten helfen. Als das wirkliche Problem wurde die zugrundeliegende Ursache der Krankheit des Patienten angesehen. Jetzt denke ich oft, daß es unnötig und nicht hilfreich sein kann, wenn man zu jeder beliebigen Zeit versucht herauszufinden, was der Patient für die Ursache seines gegenwärtigen Symptoms oder Leidens hält. In der täglichen Arbeit der Allgemeinpraxis erscheinen die Gefühle des Patienten in der Gegenwart und ihre Veränderungen bedeutsamer und zuverlässiger.

Unsere ganze Arbeit stützt sich auf einen einzigen Menschen, einen Fachmann, der nicht nur intellektuell, sondern ebensogut auf andere Art versteht: medizinisch, basierend auf der traditionellen medizinischen Ausbildung und durch Identifikation. Intellektuelles Verstehen alleine ist nicht genug. Um zu verstehen, muß man hören können, was man nicht versteht, wachsam sein und den Menschen, mit dem man spricht, und sich selbst zur gleichen Zeit beobachten. Dabei muß man besonders auf die Veränderungen der eigenen Reaktionsweise auf die andere Person aufpassen und sie beobachten. Identifizierung hängt mehr von einer Bereitschaft oder sogar einem Wunsch, verstehen zu wollen, ab, als von der Fähigkeit, mitzufühlen. Es ist jedoch für einen Beobachter, der sich selbst mit jemanden oder etwas identifiziert hat, schwierig, sich dieser Person oder Sache gegenüber wieder objektiv zu fühlen. Daher muß er sich zuerst identifizieren und dann von dieser Identifikation zurückziehen und erneut zu einem objektiven professionellen Beobachter werden. Die Identifizierung muß eine biphasische Struktur aufweisen. Außerdem muß ein Arzt ohne große Verzögerung fähig sein, korrekt zu reagieren. Wissenschaftler in anderen Bereichen beschreiben, wie schwierig oder sogar unmöglich es ist, ein Objekt zu beobachten, ohne es zugleich zu beeinflussen. Keine zwei Beobachter werden genau dasselbe sehen. Die Bedeutung von Balint-Gruppen besteht darin, Beobachtungen zu erleichtern.

Ich will ein Fallbeispiel anführen:

Es ist ein ergänzender Bericht über eine Patientin, die ungefähr vor einem Jahr, kurz nach der Geburt ihres ersten Kindes, gesehen und über die berichtet wurde. Das Baby, ein Mädchen, litt an einem schweren Husten. Der Arzt hatte den Husten „untersucht", aber er setzte sich fort. Die Patientin ging weiterhin zum Arzt und klagte darüber, daß sie es nicht mehr aushalten könnte, jede Nacht aufgeweckt zu werden. Sie müsse wieder arbeiten gehen, da sie sowieso keine gute Mutter sei und ihre Karriere fortzusetzen wünsche. Darüber hinaus sei auch ihr Ehemann keine Hilfe. Die Gruppe hatte diesen Fall im Jahr zuvor diskutiert und gemeint, daß die Patientin eine ziemlich dominierende, maskuline Frau sei (obwohl es für diese Maskulinität keinen wirklichen Hinweis gab, außer ihrer Unfähigkeit, mit ihrem ersten Kind zurechtzukommen, und dem Wunsch, zur Arbeit zurückzukehren). Die Arbeitsdiagnose lautete: Dominante Ehefrau mit einem nachgiebigen Ehemann, die ihr Kind mit einem Husten vorstellte und ihren Arzt fertigmachte.

Bei der Nachuntersuchung wurde jedoch die Frage, ob die Patientin dominant sei, nochmals überprüft. Hing dies damit zusammen, daß der Arzt sich ihren Nachfragen bezüglich häufiger Untersuchungen des Kindes anpaßte? Wie auch immer, dieses Mal fragte sich die Gruppe, ob die Diagnose eine Hilfe für den Arzt oder die Patientin darstellte. Die meisten Gruppenmitglieder hatten ihre Zweifel, wußten aber nicht, welche Richtung sie weiterverfolgen sollten, und begannen dann langsam das Gespräch zu betrachten, das der Arzt auf Nachfrage detaillierter schilderte. Der Arzt erzählte uns dann, daß er dachte, die Patientin sei sehr allein. Sie war nach ihrer Heirat vor zwei Jahren ziemlich weit von zu Hause weggezogen; das Bild der dominanten, unattraktiven Frau verschwand, und wir schienen irgendeine andere Patientin vor uns zu haben. Je mehr er über sie sprach, um so leichter war es ihm, sein Gefühl auszudrücken, und er sagte, wie einsam sie sich fühlen müßte. Wie schrecklich es für sie wäre, ein Kind zu haben und sich darüber mit niemandem austauschen zu können. Er kam in Kontakt mit seinen eigenen Gefühlen und identifizierte sich mit der Patientin.

Aber in seiner Identifizierung mit der Patientin hatte sich keine biphasische Struktur entwickelt, weshalb er nur mitfühlte, aber nicht fähig war, ihr zu helfen. Nach der Gruppendiskussion wurde ihm deutlich, wie er helfen könnte. Die Patientin war dann fähig, sich mit ihrem Ehemann weniger allein zu fühlen, weniger einsam, und ihren Mann mehr teilnehmen zu lassen.

Ein anderes Fallbeispiel soll diesen Punkt illustrieren:

Ein Arzt berichtete über eine seiner altbekannten Patientinnen, die er seit vielen Jahren kannte und die im Alter von 36 Jahren an Krebs starb. Sie hatte alle möglichen Behandlungsversuche hinter sich und war nun so unglücklich und unwillig, in ein Krankenhaus zu gehen, daß ihr Allgemeinarzt ihr den Rat gegeben hatte, zu Hause zu bleiben, bis sie sterbe. Das

Krankenhaus war damit einverstanden. Der Arzt fand es jedoch sehr schwierig für sich, diese Patientin zu besuchen, und berichtete diesen Fall der Gruppe wegen seiner Schwierigkeit, seine sterbende Patientin zu besuchen.

Die Gruppe reagierte sehr bedrückt und fand vielerlei Entschuldigungen für den Arzt. Sie könnten gut verstehen, daß er die Patientin nicht besuchen könne, da er nichts mehr für sie tun könne. Auch habe er viel zu tun usw. Der Fall wurde eine längere Zeit diskutiert, bis jemand sagte, daß er sicher sei, der Arzt wolle seine Patientin besuchen, sei aber so mit ihr identifiziert, daß er ihr nicht ins Gesicht sehen könne. Der Arzt stimmte zu. Ja, er wolle zu ihr gehen, aber ihren Anblick nicht ertragen, obwohl er, wenn er sie gesehen habe, daran nicht gedacht habe. Tatsächlich freue er sich darüber, wenn er in ihr Schlafzimmer trete, an ihrem Bett sitze und ihre Hand halte, die sie ihm bei seinem Hereinkommen bereits entgegenstrecke. Er begann sie als eine abgegrenzte Person, mit der er in Beziehung tritt, zu sehen. Dieser Arzt mußte die Patientin als abgegrenzte Person wahrnehmen und nicht als jemand, die etwas von ihm erwartete, was er nicht geben konnte. Er mußte sie wahrnehmen als eine Person, die froh war, jemanden bei sich zu haben, der die Tatsache, daß sie sterben würde, akzeptierte und ihr das Gefühl gab, nicht zu abstoßend auszusehen. Es war nicht notwendig, irgend etwas Besonderes zu sagen. Wir werden darauf zurückkommen.

Wann begannen wir, die Beobachtung von Veränderungen in den Mittelpunkt unseres Interesses zu stellen, Veränderungen in der Technik, die wir versucht hatten, uns für Allgemeinärzte auszudenken? Es ist schwer zu sagen, aber ein neuer Ansatz zeigte sich im Januar 1966, als ein aus zehn Allgemeinärzten bestehendes Forschungsteam und zwei, zeitweise drei psychoanalytisch geschulte Leiter sich unter der Anleitung von Michael Balint und mir an der Universitätsklinik London trafen. Die Gruppe beendete ihre Arbeit 1971, ein Jahr, nachdem Michael Balint gestorben war. Ein Buch (*Fünf Minuten pro Patient*), das auf der Forschung dieser Gruppe basierte, wurde 1975 veröffentlicht.

Die neuen Techniken, auf die wir abzielten, basierten auf einem zuverlässigen Verständnis der Individualität des Patienten und besonders der sich entwickelnden Beziehung zwischen Patient und Arzt, d.h. mehr auf Prozessen als auf Zuständen. Die für diese Techniken nötige Zeit mußte mit den routinemäßigen Zehn-Minuten Kontakten für den durchschnittlichen Patienten in einer ärztlichen Praxis vereinbar sein. In dieser Gruppe machten wir die Erfahrung ernster Schwierigkeiten. Das Hauptproblem war vielleicht durch die Erkenntnis verursacht, daß die alten, wohlerprobten Methoden aufgegeben oder doch weitgehend verändert werden müssen. Teilweise hatte dies seinen Grund in den neuen Bedingungen und teilweise, weil wir nicht sicher waren, ob die Ergebnisse auf längere Sicht dem Arzt und daher auch dem Patienten genügend Befriedigung verschaffen. Bei der alten Methode, die wir aufgaben, hatte der Arzt nicht nur die Verantwortung dafür, was der Patient versuchte, ihm mitzuteilen, sondern auch dafür, warum der Patient sich so verhielt. Obwohl der Arzt ebenso wie wir nach wie vor daran interessiert war, Auslassungen und Entstellungen in der Geschichte des Patienten zu entdecken, war sein Ziel letztlich, etwas zu lösen, d.h. die traditionelle Rolle des Arztes einzunehmen. In der neuen Technik aber bestand die Rolle des Therapeuten darin, sich auf den Patienten einzustimmen und wahrzunehmen, wie das für ihn und den Patienten war, welche Veränderungen auftraten und wie verschieden und unzusammenhängend seine Gefühle und zugehörigen Geschichten waren. Die Notwendigkeit, sich zu identifizieren und dann aus der Identifizierung zurückzuziehen, steht hier an erster Stelle. Die Technik, die sich aus diesen Ideen entwickelte, wurde „Flash" genannt und bestand aus einem Augenblick gegenseitigen Verstehens zwischen Arzt und Patient und der Mitteilung darüber, durch den Arzt an seinen Patienten. Es war kein Verstehen der Vergangenheit des Patienten, über die der Arzt sich ziemlich im klaren war, aber es ging gewöhnlich um etwas aus dem gegenwärtigen Leben des Patienten, was in der Beziehung zum Arzt sich für eine kurze Zeit widerspiegelte. Es war sehr schwierig, solche Episoden zuverlässig zu verfolgen, aber wenn dies möglich war, schienen Veränderungen in den Gefühlen des Arztes über den Patienten anzudauern. Wir waren jedoch nicht in der Lage, zuverlässig zu beobachten, in welcher Weise der Patient darauf reagierte. Es schien so, als ob diese Episoden manchmal beiseitegeschoben und nicht wieder erwähnt wurden.

Bei den in diesem Buch berichteten und bei den gegenwärtig laufenden Forschungsansätzen liegt die Betonung auf einer, in gewisser Weise der Flash-Technik ähnlichen Technik, die sich aber in wichtigen Teilen davon unterscheidet. Wir sind jetzt mehr damit beschäftigt, Beobachtungen in den Veränderungen der Gefühle des Arztes gegenüber seinen Patienten und der Gefühle des Patienten gegenüber seinem Arzt zu machen. Wesentlich ist dabei, daß es sich um Veränderungen handelt, über die Arzt und Patient nicht miteinander sprechen.

Bei der Flashtechnik sprach der Arzt beim Auftreten eines Flash mit dem Patienten über seine Gedanken und Gefühle. Heutzutage ziehen wir es vor, abzuwarten und zu beobachten, was mit dem Patienten passiert, wenn sich die Gefühle des Arztes – manchmal plötzlich – ihm gegenüber verändern.

Noch ein anderes Fallbeispiel (Patientin Hannah; s. Kap. 6):

Es geht um eine Frau Ende 60, die mit einem acht Jahre jüngeren Mann verheiratet ist. Viele Jahre hatte sie über Depressionen geklagt, deshalb Tabletten erhalten, die ihr immer geholfen hätten. Der Arzt hatte von Zeit zu Zeit die Verordnung verändert, und jedesmal schien die Patientin zufrieden, obwohl sie mit demselben Symptom wiederkam. Eines Tages jedoch kam die Patientin routinemäßig, so schien es, und der Arzt fragte mehr zufällig, ob irgend etwas nicht in Ordnung sei. Die Patientin berichtete, daß ihr Ehemann eine Geliebte habe, wobei dies schon so oft zuvor der Fall gewesen sei, daß sie dem keine besondere Bedeutung zumesse. Sie sprach in einer Art und Weise, daß der Arzt nicht das Gefühl hatte, daß sie davon besonders irritiert wäre. Aber auf einmal nahm der Arzt die Patientin als eine alte Frau mit einer Hörhilfe, die er ihr vor einigen Jahren verordnet hatte, wahr, eine Frau, die das Gefühl hatte, daß ihr Leben mit ihrem Ehemann, der sie niemals mehr begehren würde, vorüber war. Es würde keine sexuelle Beziehung zwischen ihnen geben, und sie war am Ende.

Es war der Arzt, der dies alles spürte und seine Gefühle ziemlich ausführlich der Gruppe darstellte. Wir wußten nicht, was die Patientin fühlte. In diesem Gespräch hatte der Arzt nichts davon seiner Patientin mitgeteilt, aber er war schockiert. Er nahm nicht an, daß die Patientin zu diesem Zeitpunkt etwas davon bemerkte, aber die Gruppe war der Meinung, daß vermutlich die Patientin sich häufig alt und nutzlos fühlte und der Arzt diese Gefühle aufgenommen hat. Vielleicht ging es der Patientin deswegen besser.

Sie kam nach drei Wochen wieder, sagte, sie sei deprimiert, aber sprach zum ersten Mal davon, daß die Tabletten nicht helfen würden und sie keine mehr möchte. Da sie mit ihrem Ehemann in Urlaub fahren wollte, sei sie gekommen, um zuerst mit dem Arzt darüber zu reden, aber sie wolle keine Tabletten mehr einnehmen. Die Patientin sagte, daß sie Angst davor hätte, den Urlaub zu verderben. Ihr Ehemann hatte ihn geplant, nachdem er seine außereheliche Beziehung aufgegeben hatte. Es ängstigte die Patientin besonders, daß sie die sich entwickelnde bessere Beziehung zwischen ihr und ihrem Ehemann dadurch verderben könnte, daß sie sich so fürchterlich deprimiert und nutzlos empfand.

In diesem Gespräch kam bei der Patientin etwas zum Vorschein, was durch die Gefühle des Arztes im vorherigen Gespräch, wo er ihre Verzweiflung und Zukunftsangst, ohne darüber zu sprechen, gespürt hatte, verursacht gewesen sein könnte. Wir könnten sagen, daß die Patientin ihre Gefühle bei dem Arzt abgeladen hat und folglich sich davon teilweise frei fühlte und fähig wurde (anstatt dadurch passiv zu sein), aktiv ihr Leben in die Hand zu nehmen und sich nicht einfach ihrem Schicksal zu ergeben. Wenn dies so war, dann war dies eine erhebliche Veränderung. Die Idee ist, daß das, was der Arzt während des Interviews in sich aufgenommen hat, danach die Patientin befähigt hat, sich frei genug zu fühlen, beim nächsten Gespräch die Initiative zu ergreifen (in dem sie nicht wie gewöhnlich die Tabletten akzeptierte) und sich auch in der Zwischenzeit gegenüber ihrem Ehemann anders zu verhalten, aktiver und weniger wie ein Opfer. Der Arzt, der Einsicht in die Ideen der Patientin über sich selbst hatte (nicht wie sie war, sondern wie sie glaubte, daß sie sei), machte es ihr möglich, sich zumindest für eine gewisse Zeit von ihrer schweren, passiven Depression zu befreien und aufzuleben. Der Arzt hat sozusagen die Projektionen der Patientin auf ihn in sich aufgenommen und eine Zeitlang für sich behalten, ohne sie sofort der Patientin in Form einer Interpretation zurückzugeben. Beim nächsten Gespräch jedoch, als sie weder ihre Tabletten haben noch depressiv werden wollte, war er fähig, angemessen zu reagieren, da er sich zu diesem Zeitpunkt von der Depression der Patientin befreit hatte. Er sagt dann natürlich nicht: „Sie sind eine alte, taube Frau, und es gibt keine Hilfe mehr für sie." Aber er sprach über die Ferien und das, was zu dieser Zeit in der Patientin vorging.

Es hat andere Fallbeispiele gegeben, die, wie ich schon in diesem Kapitel aufgezeigt habe, unsere Ideen über diese besondere Art von Einstimmung bestätigen. Man kann dies so ausdrücken, daß der Arzt die Bereitschaft hat, die Gefühle, die ihm durch den Patienten während der Konsultation übermittelt werden, anzunehmen und auszuhalten und sie, bevor er sich von ihnen zurückzieht oder sich von ihnen isoliert, untersucht. Ferner müssen wir untersuchen, welche Wirkung dies auf den Patienten hat, besonders wenn der Arzt nicht interpretiert, sondern die Gefühle aushält, die ein Patient in ihm ausgelöst hat und mit denen er sich für eine kurze Zeit völlig identifiziert, aber auch fähig ist, sich später wieder davon zu distanzieren. Er weiß, wie sich der Patient fühlt, ist aber auch fähig, wahrzunehmen, daß das, was er fühlt, nicht alleine mit dem Patienten zu tun hat. Der Arzt muß sich bewußt werden über die Gefühle des Patienten und bereit sein, beim nächsten Beratungsgespräch genauso zuzuhören. Der Patient kann dann den aktiven Teil übernehmen, und es wird ihm nicht die Luft dadurch abgelassen, daß er etwas passiv akzeptieren muß oder, wenn dies zu bedrohlich ist, daß er es gar nicht ernstnehmen kann. Der Patient kann sich dann ändern, wenn der Arzt sich in seine emotionale Verfassung einzufühlen vermag. Dann kann er sich auf andere Bereiche seiner selbst einstellen. Er kann sich jedoch nicht ändern, wenn man ihm sagt, daß er dies tun sollte, oder ihm sagt, wie er ist. Er hat die Freiheit erhalten, sich in dieser Weise zu verändern. Dies führt mich zu einer weiteren Begründung dafür, warum wir unsere Gruppen in dieser Weise durchführen. Die Ärzte in den Gruppen können aktiv sein und müssen nicht passiv ihre eigenen Gefühle oder das, was der Leiter sagt, zur Kenntnis nehmen. Sie können frei über ihre Patienten und ihre Gefühle ihnen gegenüber in einem bestimmten Augenblick oder einer bestimmten Sitzung sprechen, eingedenk der Tatsache, daß alles dies sich verändern wird. Wenn sie sich so verhalten, kommen sie mit eigenen, bisher unbewußten Gefühlen in Kontakt, die sie vielleicht dazu befähigen, im richtigen Moment etwas von ihren Patienten zu verstehen, was ihnen nicht gelungen wäre, wenn sie keinen Zugang zu ihren Gefühlen gehabt und sie nicht ernstgenommen hätten.

Verantwortung für die eigenen Gefühle und Gedanken zu übernehmen, wahrzunehmen, wie schwer es ist, sie zuverlässig zu erfassen, und wie leicht es ist, andere Menschen zu mißverstehen, sind einige Dinge, die Ärzte in Balint-Gruppen erlernen können. Balint-Gruppen ermöglichen, daß solche Prozesse ablaufen und daß Ärzte erfahren, wie schwer es ist, zu beobachten, besonders dann, wenn die Beobachtungen instabil sind. Bei dieser Arbeit wird in den Ärzten eine bestimmte seelische Aktivität freigesetzt: Lebendigkeit, kein passives Akzeptieren, und Beobachtungen, keine Belehrungen.

12. Meine Problempatienten: Helfe ich ihnen wirklich?

JOHN SALINSKY

Es ist nun etwa elf Jahre her, seit ich in meine erste Balint-Gruppe ging. Zu der Zeit war es meine Absicht, eine Technik der Psychotherapie zu erlernen, die ich auf einige schwierige Patienten, die auch mich plagten, anwenden konnte.

Einige von ihnen waren Menschen mit anhaltenden körperlichen Symptomen, für die es keine organische Erklärung gab und die scheinbar nicht zu bessern waren.

Andere erzählten mir ganz frei, daß ein Mangel an emotionaler Befriedigung sie quäle, den ich beheben sollte – am liebsten mit einer einfachen Tablettenkur, und wenn dies nicht möglich sei, durch irgendwelche anderen Mittel, die ich empfehlen konnte.

Nach den ersten paar Wochen des Bestehens dieser Gruppe wurde ich unzufrieden. Ich schien – wie meine unglücklichen Patienten – zu entdecken, daß keine einfache Formel angeboten werden konnte. Zuerst protestierte ich – wieder ziemlich wie meine Patienten –, daß doch die Gruppenleiter sicher die Antworten wissen müßten.

Warum deckten sie nicht einfach ihr Wissen ihren Schülern auf, so daß wir es zur Befriedigung aller Betroffenen anwenden konnten?

Vielleicht, so war ich fast überzeugt, tappten die Leiter ebenfalls im halbdunkel und versuchten, so gut sie konnten, einen Sinn in den Begegnungen mit den Patienten und unseren Reaktionen auf sie zu finden.

Ich fand mich damit ab, die Fälle zu diskutieren und auch einige eigene vorzustellen.

Nach und nach begann ich mehr darüber zu lernen, was im Verlaufe einer Arzt-Patient-Beziehung vor sich geht.

Ich fand, daß diese Zwiegespräche zwischen Arzt und Patient von großem Interesse und Reichtum waren, selbst wenn ich nicht völlig verstand, worum es ging. Die Tatsache, daß man oft nicht die Probleme des Patienten lösen konnte, schien weniger von Bedeutung zu sein. Die Menschen wurden interessanter als die „Krankheiten", und meine tägliche Arbeit mit schwierigen Patienten begann, einen neuen Sinn zu bekommen.

Seit diesen ersten Tagen war ich noch in einigen anderen Gruppen und habe mich fortgebildet in der Leitung von Gruppen für Allgemeinarztassistenten.

Viele der anderen Ärzte, mit denen ich spreche, sind auch Balint-Gruppenleiter, und wir alle scheinen Freude an unserer Arbeit zu haben. Aber manchmal frage ich mich inmitten dieser kongenialen medizinischen Befriedigung, ob die Patienten irgendwie verlorengegangen sind.

Ich fand scheinbar keinen geeigneten Weg, nachzufragen, ob sie sich irgendwie besser oder wirklich weniger leidend fühlten, weil sie in den Gmuß der Behandlung eines im Verständnis der Arzt-Patient-Beziehung trainierten Allgemeinarztes kamen.

Wie war es z.B. all jenen Patienten ergangen, die ich der Ursprungsgruppe in den mittleren siebziger Jahren vorstellte? Ich wollte dies herausfinden.

Als ich meine Aufzeichnungen und andere Berichte durchsah, stellte ich fest, daß ich insgesamt neun Patienten im Laufe von vier Jahren vorgestellt hatte.

Die meisten von ihnen waren auch Gegenstand von Nachfolgeberichten und der sich daraus ergebenden Diskussionen. Leider haben fünf dieser neun später meinen Distrikt verlassen.

Ich schlage vor, drei der verbliebenen vier Frauen zu untersuchen und die vierte durch einen Mann zu ersetzen, weil sie schon in einer früheren Abhandlung beschrieben wurde.

Diesen Patienten traf ich erst, nachdem sich die Gruppe bereits aufgelöst hatte, sonst hätte ich ihn sicher dort bei Gelegenheit vorgestellt. Außerdem hat mein Unbewußtes mich ihn auf eine ganz bestimmte Art einbeziehen lassen.

Ich kann keine andere Entschuldigung für solchen schmählichen Verrat meines Entschlusses, völlig objektiv zu sein, finden. Ich muß es dem Urteil des Lesers überlassen, ob ich recht tat.

Auf jeden Fall waren alle vier schwer betroffene Patienten, als ich sie vor sieben bis zwölf Jahren traf.

Habe ich ihnen wirklich geholfen?

INGRID

Sie war 37 Jahre alt, als ich sie das erste Mal traf. Sie war in Dänemark geboren und lebte etwa seit dem 18. Lebensjahr in England. Ihre Ehe mit einem Engländer war ein Jahr, bevor wir uns trafen, durch eine Scheidung beendet worden. Sie hatte eine siebenjährige Tochter.

Zuerst wünschte sie „Behandlung", um einige unangenehme Erscheinungen wie Erröten, Schwitzen und Herzklopfen loszuwerden.

Diese traten immer auf, wenn sie nervös war und besonders, wenn sie mit jemandem sprach, den sie beeindrucken wollte. Vor langer Zeit hatten wir über ihre Not gesprochen, niemanden zu haben, der sie liebte.

Sie schien unfähig, einen Ersatz für ihren angeblich „kühlen und selbstsüchtigen" Ehemann zu finden.

Ingrid war einer meiner ersten Fälle, und ich war darauf aus, geradewegs ans Zentrum der Arzt-Patient-Beziehung zu gelangen. Ziemlich plump fragte ich sie, wie sie sich mir gegenüber fühle – und wurde aus der Fassung gebracht, als sie mir sagte, daß sie sich mir gegenüber fühle, als lege sie ihre Arme um mich.

Am selben Abend rief sie mich zu Hause an und lud mich ein, mit ihr in ein Konzert zu gehen.

Ich lehnte ziemlich schroff ab und sagte, daß wir unsere Beziehung auf die berufliche Ebene in der Praxis beschränken müßten.

Als ich dieses Gespräch meiner Gruppe berichtete, waren alle ganz aufgeregt und fragten mich genauer aus, was mich dazu gebracht hatte, gleich eine so dumme Frage zu stellen. Meine Antwort befriedigte sie nicht.

Sie schienen zu fühlen, daß Ingrid ein hoffnungsloses, pathetisches Wesen war, das eher Abkehr als Mitleid und Bedauern hervorrief. Mein Optimismus bezüglich der Prognose wurde als völlig unrealistisch betrachtet. Ich fühlte mich zerschlagen, als ich von der Gruppe zurückkehrte.

Dennoch fuhr ich fort, Ingrid in 14tägigen Abständen über mehrere Jahre zu sehen. Sie erzählte mir von einer Reihe von unglücklichen Liebesaffären, in denen ihre romantischen Gefühle entweder verächtlich abgewiesen oder zynisch ausgenutzt wurden.

Die zwei längsten Affären hatte sie mit einem Verheirateten, der offensichtlich seine Frau nicht verlassen wollte, und mit einem manipulierenden Hemiplegiker, dem es Spaß zu machen schien, Ingrid völlig von sich abhängig zu machen.

Sie hatte noch andere vielversprechende Freundschaften. Aber sie entfremdete sich die Menschen häufig durch ihre Neigung, kratzbürstig und argwöhnisch zu sein, wenn sie nach ihrem persönlichen Leben gefragt wurde.

Im Laufe unserer Gespräche versuchte ich auf die Art hinzuweisen, wie sie sich selbst emotionale Fallen stellte, in die sie voraussehbar selbst hineinfiel.

„Wie kann ich mich verändern, was muß ich tun?" fragte sie entrüstet und unter Tränen.

Ich wußte, was verändert werden mußte, aber natürlich wußte ich nicht wie.

Nach ein paar Jahren 14tägiger Halbstundensitzungen am Ende einer Sprechstunde sagte ich ihr, daß ich nicht daran glaube, ihre Probleme lösen zu können. Ob sie zu einem Psychotherapeuten überwiesen werden möchte.

Nein, sie wollte keinen außer mir. Ich reduzierte ihre Sitzungen auf einmal monatlich und später mit ihrer Zustimmung auf einmal im Quartal, bis die regelmäßigen Termine ausliefen. In den letzten paar Jahren hat sie es spontan auf etwa dreimal jährlich gebracht, und ich konnte dann gewöhnlich eine halbe Stunde Zeit für sie finden.

Inzwischen lebt sie – nach neun Jahren – immer noch allein, ohne ihre Tochter, und macht jetzt das Abitur nach. Sie hat einen festen Job als Lehrerin in einer Mädchenschule, die sie haßt, wie sie sagt. Sie hat mich nie wieder eingeladen, aber sie hatte eine Zeitlang eine gesellschaftliche Beziehung zu meiner Frau, die sie in einem Literaturkreis traf.

Wir waren beide eingeladen, Ingrids Verlobten zu treffen – ein paar Wochen, ehe sie ihm ärgerlich seinen Ring wieder zurückgab.

Etwa vor sechs Monaten kam sie zu einer ihrer sporadischen Konsultationen und sagte, sie habe noch immer niemanden, der sie liebe ... und daß ihr Leben leer sei.

Ich sagte, es täte mir leid, daß ich in den elf Jahren als ihr Arzt ihr so wenig hilfreich hätte sein können.

„Ohne Sie als Gesprächspartner ..." erwiderte sie mit einiger Bewegung, „ich weiß nicht, wie ich überlebt hätte! Ich wäre vielleicht verrückt geworden!"

Wenn ich wirklich Ingrid geholfen haben sollte – wie habe ich das gemacht?

Offensichtlich nicht durch Herausfinden dessen, was „wirklich" falsch bei ihr war, nicht durch pseudoanalytische Interpretationen (obwohl ich viele in der Anfangszeit machte). Ich vermute, ich half ihr, weil ich zu ihr stand. Das konnte ich, weil ich an ihr interessiert und durch ihre Gefühle angerührt war.

Mein Interesse, meine Sorge um sie und meine Bereitschaft, ihre Gefühle zu teilen, haben sicherlich mit einem Gefühl der Identifikation mit ihr zu tun. Ich werde auf diese Ansicht etwas später zurückkommen.

CORA

Cora war eine unverheiratete 52jährige Frau. Sie lebte mit ihrer jüngsten Schwester in einem großen, alten Haus, das ihren Eltern gehört hatte.

Als sie das erste Mal in meiner Praxis erschien, war ich betroffen von der Art, wie ihre ziemlich scharfen Züge sich in eine Grimasse des Elends verwandelten.

„Mein Arzt will mich nicht mehr", sagte sie, „weil ich in zu vielen Krankenhäusern war und weil ich zu viel Lärm mache, wenn ich weine!"

Es stellte sich heraus, daß die Krankenhäuser psychiatrische waren und daß ihre Diagnosen entsprechend ihrem Bericht von „hysterischer Persönlichkeit" zur „paranoiden Schizophrenie" im Verlauf von zehn Jahren fortgeschritten waren.

Jene Anfangsbegegnung endete mit ihrem (lauten aber nicht langen) Weinen und der Frage, ob sie in zwei Wochen wiederkommen könne.

Sie kam regelmäßig, und ich konnte sie bald besser kennenlernen. Ich hörte von ihrem ermüdenden und langweiligen Job als Reinemachefrau in einer großen Kantine. Ich hörte von ihrer dementen Mutter, die sie regelmäßig auf einer geriatrischen Station auf der anderen Seite Londons besuchte.

Nach ein paar Monaten wurde sie plötzlich sehr psychotisch mit Wahnvorstellungen von Soldaten, die mit Fallschirmen in ihrem Garten landeten. Ihre Schwester war unfähig, mit ihr zurechtzukommen, und so ließ ich sie in eine örtliche Einrichtung einweisen.

Ein paar Tage später trieb mich irgend etwas, sie dort zu besuchen. Das tue ich normalerweise nicht, da das Krankenhaus eine halbe Autostunde entfernt und gar nicht leicht zu finden ist. Schließlich fand ich die richtige Abteilung und trat vorsichtig ein. Cora erkannte mich sofort und begann heftig zu weinen. Sie ergriff meine beiden Händen mit ihren klauenartigen Fingern, und während ihr Gesicht sich zu der mir vertrauten kummervollen Spannung verzerrte, schluchzte sie: „Nehmen Sie mich nach Hause, ich halte es hier nicht aus!" Ich wechselte ein paar Worte mit dem Personal, das dankbar für mein Interesse war, und sie wurde am nächsten Tag nach Hause entlassen.

Kurz danach wurde sie von ihrer Schwester in die Praxis gebracht. Diese hatte sich wohl von unseren Sitzungen ausgeschlossen gefühlt. Jetzt kommen sie immer gemeinsam. Jeden zweiten Mittwochnachmittag finde ich sie nebeneinander sitzend in meinem Wartezimmer, die Handtaschen angespannt auf ihre Knie gedrückt, warten sie auf ihren Termin.

„Wie geht es Ihnen heute?" frage ich. „Nicht sehr gut, Doktor", antworten sie im Chor. Cora sagt: „Werde ich ins Krankenhaus zurückmüssen?"

Sie ist nicht wieder im Krankenhaus gewesen, z.T. dank der Depot-Phenothiazine, aber ich meine auch dank jener meist weniger als zehn Minuten dauernden 14tägigen Gespräche.

Ich wundere mich: Wie konnte ich eine dauernde Beziehung mit jemand so grotesk Erbärmlichen entwickeln?

Die Gruppe, der ich Cora vorstellte, war schnell dabei, den Besuch im Nervenkrankenhaus als das entscheidende Ereignis, das meine Sympathie erweckte, zu sehen. Aber wenn ich jetzt darüber nachdenke, werde ich unmittelbar an eine Episode in meiner eigenen Kindheit erinnert. Im Alter von drei oder vier Jahren war ich ebenfalls „fortgeschickt" worden – in ein Kinderheim –, als meine Mutter krank war. Während ich dort war und akut unter Trennungsschmerz litt, entwickelte ich eine ernste Gastroenteritis und wurde mehr tot als lebendig von meinen schuldgetriebenen Eltern zurückgebracht. So etwa berichtet die Familienlegende.

Auf jeden Fall sind die dunklen Erinnerungen an diese Episode noch stark genug, daß es mir leicht unwohl wird, wenn ich daran denke. Und ich fühle ziemlich sicher, daß ich an Coras intensivem Grauen, „fortgeschickt worden zu sein", und an einem entsprechenden Verlangen, heimgeholt zu werden, Anteil nehmen konnte.

MRS. STERN

Als ich die Sterns erstmals 1975 traf, waren sie ein Paar um die sechzig, ohne Kinder. Mr. Stern hatte eine ischämische Herzkrankheit und erlitt kürzlich einen Schlaganfall, der ihn fast ganz seiner Sprache beraubte. Dennoch konnte man seine warme und freundliche Persönlichkeit erkennen, und er tat sein Bestes, trotz dieser grausamen Behinderung Kontakt aufzunehmen.

Nach meinem ersten Besuch schienen wir alle gut voranzukommen, und Mrs. Stern fragte mich, ob sie nicht meine Privatpatienten werden könnten. Ich sagte ihnen, ich habe keine privaten Patienten und sei tatsächlich gegen Privatpraxen, da ich ein treuer Anhänger des National-Health-Service (NHS) und der Labour-Partei sei, die diesen geschaffen hätte. Mrs. Stern sagte, daß sie auch an den NHS glaubten und auch immer Labour gewählt hätten. Trotzdem hätte sie das Gefühl, daß Allgemeinärzte zu beschäftigt seien und unter zuviel Druck stünden, um die Art von Aufmerksamkeit zu liefern, die ihr Mann brauche. Wenn ich bereit sei, ihnen etwas mehr Zeit und Mühe zu schenken, würde sie sehen, daß ich angemessen belohnt würde. Natürlich verweigerte ich jede Bezahlung aus Dankbarkeit.

Ich beschloß, Mrs. Stern zu zeigen, daß ich ihrem Mann eine erstklassige Betreuung ganz in Spielraum und Regeln des NHS geben könne. Unglücklicherweise lebten sie ganz am Rande meines Praxisgebietes, und jeder Besuch bedeutete eine lange, ermüdende Fahrt, manchmal im dichten Verkehr. Sie forderten viele Notfallbesuche, oft ohne – wenigstens aus meiner Sicht – guten Grund, außer Mrs. Sterns Angst um ihren Mann. Mehr als einmal beschwerte ich mich bei ihr, weil sie mich unnötigerweise herausgerufen hatte.

Sie schien einen besonderen Trick zu haben, mir Dinge zu sagen, die mich irritierten. Und sie schien erfolgreich ihre Ansicht zu vertreten, daß es unmöglich sei, ein „guter" Arzt zu sein, ohne extra für besondere Bevorzugung bezahlt zu werden. Bei einem dieser ärgerlichen „Falschalarm"-Besuche stellte sich heraus, daß Mr. Stern tatsächlich sehr krank – Versagen des linken Herzventrikels – war. Als ich die Einweisung ins Krankenhaus vorschlug, schüttelte er heftig den Kopf und ließ mich wissen, daß er gerne durch mich zu Hause versorgt sein möchte. Er war so sympathisch, daß ich ohne Zögern zustimmte. Es folgten dann einige Wochen mit häufigen Besuchen und intensiver Behandlung – nicht ohne einige weitere heftige Wortwechsel mit Mrs. Stern. Zum Glück kam Mr. Stern wieder etwas zu Kräften und drückte seine Dankbarkeit warmherzig aus. Auch Mrs. Stern dankte mir, aber wie gewöhnlich brachte sie es fertig, mich im gleichen Satz anzugreifen. „Sie sind ein guter Doktor", sagte sie,

„aber Sie verstehen nichts von Psychologie" – Wie jämmerlich, so etwas als „Balint"-Doktor zu hören! – Ich schlich mich davon, gekränkt und entrüstet.

Schließlich erlag Mr. Stern nach langem Kampf einem Herzversagen. Mrs. Stern hatte Zeit, über ihre eigene Gesundheit nachzudenken. Sie hatte seit mehreren Jahren an einer leichten Angina gelitten, aber ihre eigenen Symptome aus Furcht vor Beunruhigung ihres Mannes unterdrückt. Jetzt wollte sie wissen, warum ich nicht schon vor Jahren etwas für ihre Gesundheit getan hätte. Sie wünschte u.a. Rezepte für verschiedene Vitamine, um ihre Müdigkeit zu bessern. Als ich protestierte, daß diese nutzlos wären, sagte sie: „Nein, das kann nicht wahr sein. All meine Freunde bekommen sie von ihrem Arzt! Einige von ihnen sind älter als ich und rüstiger. Sie können nicht verstehen, warum Sie mir nicht helfen wollen!"

Das war zuviel! Ich zählte ihr alle Hilfe auf, die ich ihr über die Jahre gegeben hatte, und warf ihr Undankbarkeit vor. Sie wartete einen Moment und sagte dann: „Sie mochten mich nie, nicht wahr? Ich habe nie verstanden, warum nicht. Sie wollten niemals etwas über mich als Person wissen. Sie denken, ich sei nur eine jämmerliche, quengelnde alte Frau. Aber ich kann Ihnen erzählen, es ist mehr als das in mir, viel mehr! Zum Beispiel bin ich eine geübte Geigerin und gebe noch Unterricht. Ich habe gern Kunst und Antiquitäten, die mein Mann und ich sammelten. Über all diese Dinge hätten wir sprechen können, wenn Sie gewollt hätten ... Ich möchte Sie gerne zum Tee einladen bei mir ... Nicht als Doktor, sondern nur so einfach als Mensch. So kann ich Ihnen zeigen, wer ich wirklich bin."

In der folgenden Woche ging ich zu einem Tee zu ihr als „normaler Mensch". Sie war sehr erfreut, daß ich angenommen hatte. Sie sagte: „Alle meine Freunde meinten, Sie würden nicht kommen, aber ich wußte, daß sie es tun werden. Trotz allem haben wir eine Bindung zwischen uns, Sie und ich. Wir haben zusammen meinen Mann für ein paar weitere Jahre am Leben gehalten. Er mochte sie sehr gern, und ich glaube, sie mochten ihn auch." Ich versicherte, daß dies so war. Sie fuhr fort, von ihm, sich und mir fast eine Stunde zu erzählen, aber ich konnte nicht richtig erkennen, warum ich sie nicht „als eine Person" wahrnehmen konnte.

Sie hatte entschieden, daß ich nicht wirklich an der menschlichen Seite der Medizin interessiert sei. Es schien nutzlos zu protestieren, daß es doch eine Menge anderer Patienten gab, von denen ich das Gefühl hatte, sie sehr wohl als „Menschen" zu kennen. Warum geschah das nicht mit Mrs. Stern? Nicht weil wir nichts Gemeinsa-

mes hatten. Jeder, der meine Gefühle so stark engagieren konnte, wie sie es tat, mußte mir auf eine verborgene Weise sehr nah sein.

Vielleicht erinnert sie mich an einen Teil meiner selbst, zu dem ich mich lieber nicht bekennen möchte.

Ich werde jetzt zu meinem letzten Fallbeispiel überleiten, bei dessen Schilderung ich mich sehr viel wohler fühle. (Aber ich verspreche, nochmals zu Mrs. Stern zurückzukehren.)

MR. BOWMAN

Der ursprüngliche Patient war Mrs. Bowman, eine freundliche, blonde Dame, die anfang siebzig ein Herzversagen entwickelte und sich mehrere Jahre am Rande des Überlebens bewegte. Die Verschreibung ihrer Medikamente mußte sehr fein abgestimmt werden, da sie Gegenreaktionen auf einige Hochdruckmittel entwickelte und hohe Diuretikadosen zur Verhinderung von Atemnot brauchte.

Um die nötige Überwachung zu sichern, besuchte ich sie einmal im Monat. Bei jedem Besuch untersuchte ich ihr Herz und die Lungen, maß den Blutdruck und schrieb ein Rezept für den Medikamentenbedarf des nächsten Monats aus. Während ich schrieb, füllte meistens Mr. Bowman, ihr Ehemann, zwei Gläser mit Guinness (eines für mich und eines für sich) aus einer Flasche, die sorgsam zum Aufwärmen an die Heizung gestellt war. Wir drei hatten dann ein angenehmes Schwätzchen für ein paar Minuten, wonach ich meist mit einem innerlichen Glühen aufbrach, das gewiß etwas mit dem Guiness zu tun hatte, ein gut Teil aber auf die Wärme und Heiterkeit der Bowmans zurückzuführen war.

Leider wurde der Kampf für Mrs. Bowmans Herz zunehmend schwierig. Sie bekam ein Nierenversagen, mußte ins Krankenhaus eingewiesen werden und starb dann dort. In der folgenden Woche besuchte ich den zurückgelassenen Witwer am üblichen Tag zur üblichen Zeit. Da saß er in ihrem Stuhl und erzählte mir von den fünfzig Jahren ihrer glücklichen Ehe. Wir hatten jeder ein Glas Guinness in der Hand und stießen an zu ihrem Gedenken. Ich dachte, meine ärztliche Aufgabe sei es jetzt, Trauerarbeit mit ihm zu verrichten. Mr. Bowman müsse richtig durch die verschiedenen Stadien des Leids geführt werden (Schock, Wut, Depression und Annahme). Danach würde er ein aktives Leben als sozial reintegrierter Witwer, unterstützt von seiner Familie, wieder aufnehmen.

Wenn er irgendeine Stimulation von außen brauche, würde er in die Tageszentren und Lunchclubs gehen können.

Irgendwie funktionierte das aber überhaupt nicht so. Obwohl er seinen Kummer ganz frei ausdrücken konnte, durchschritt Mr. Bowman keines dieser Stadien und schien sein Leben nicht wieder in den Griff zu bekommen. Er blieb ein einsamer Einzelgänger. Sein Leben war in dem Moment erstarrt, als er seine Dorothy verlor. Sie schienen ein sehr selbständiges Leben als Paar geführt zu haben und brauchten sonst kaum jemanden.

Sie hatten einen Sohn, der verheiratet war, aber keine Enkel (das war sehr schade, denn Mr. Bowman spricht gern mit Kindern und zeigt ihnen Zauberkunststücke). Außerdem kommen er und seine Schwiegertochter nicht miteinander aus, so daß die Einladungen auf einmal jährlich am Weihnachtstag beschränkt sind. Er hat eine Haushaltshilfe, und die Nachbarn schauen ab und zu herein, ob er etwas braucht. Manchmal ißt er im Gasthaus, aber meistens ist er allein.

Es sind jetzt fünf Jahre seit Mrs. Bowmans Tod vergangen, und ich besuche ihn immer noch einmal im Monat und trinke mein Glas Guinness. Manchmal erzählen wir ... über seine Kriegserfahrungen, über seine Jugendzeit, über seine Gesundheit (ich brachte ihn dazu, wegen seiner Bronchitis das Rauchen aufzugeben), und manchmal sprechen wir über Dorothy.

Ich muß sie beide ein paar Jahre nach dem Tod meines eigenen Vaters kennengelernt haben. Ich hatte bis dahin nicht einschätzen können, wie verheerend der Verlust eines geliebten Partners sein kann, oder wieviel Liebe zwischen zwei Menschen sein kann, die eine lange Zeit zusammengelebt haben. Ich konnte Mr. Bowmans Einsamkeit und den Verlust von Dorothy sehr eindringlich nachfühlen, und ich denke, er muß dies gemerkt haben. Manchmal sprechen wir überhaupt nicht. Wir sitzen nur da, sehen uns an und nippen an unserem Guinness.

Manchmal erhellt sich nach all diesem Schweigen sein Gesicht zu einem wundervollen Lächeln.

Diese Erfahrung ist für mich etwas schmerzhaft, aber nicht so, daß ich davor weglaufen möchte. Meine Identifikation mit ihm ist irgendwie annehmbar, und die Anteilnahme an den Gefühlen ist harmonisch.

Unsere Beziehung ist ganz anders, als die mit Mrs. Stern. Und doch sind die zwei Geschichten äußerlich sehr ähnlich. In jedem Fall behandelte ich einen Patienten mit Herzversagen mit Hilfe des Ehepartners und wurde dann gebraucht, dem Verwitweten beizustehen. Beide Überlebende waren leidende Menschen, doch es scheint, daß ich nur einem von ihnen helfen konnte.

Vielleicht sollte ich an diesem Punkt auf alle vier Fälle zurückschauen. Half ich ihnen – und wenn ja, was war hilfreich an meinem Tun?

Löste ich irgendwelche ihrer Probleme? Ich glaube nicht. Fand ich heraus, was „wirklich" bei ihnen falsch war und erklärte es ihnen, so daß sie auf ihre Symptome verzichten konnten? Nein, das passierte auch nicht. Ich versuchte, Ingrid über lange Zeit Dinge zu erklären, aber das änderte nichts.

Was geschah, war, daß ich an ihr interessiert war, auf ihre Gefühle einging, daß ich fähig war, sie ihren Kummer ausschütten zu lassen in dem Wissen, daß alles sicher verwahrt und mit Rücksicht behandelt würde.

Ich denke – wie ich schon angedeutet habe –, daß ich dazu fähig war aufgrund einer starken Identifikation mit ihr. Es war, als ob ich ihre Gefühle annehmen konnte, weil sie irgendwie ein Teil von mir zu sein schienen. Das bedeutet nicht, daß ich auch an unerwiderter Liebe litt, aber irgendwo in meinem Herzen erinnerte ich mich an diese Gefühle, und ich fand diese Erfahrung nicht unerträglich.

Auf die gleiche Weise konnte ich mich auf Coras lautes Weinen ohne mit der Wimper zu zucken einstellen ... und auf ihren Schmerz, in eine Institution verbannt worden zu sein, den ich mit besonderer Schärfe in meiner Erinnerung wiedererkannte.

Ich habe schon beschrieben, wie Mr. Bowmans Witwerdasein ein Teil von mir zu sein scheint. Und zwar wegen meiner Gefühle angesichts meiner eigenen durch den Tod getrennten Eltern.

Es bleibt die Frage zu beantworten, warum ich nicht Mrs. Stern helfen konnte, obwohl ich doch glaube, daß eine starke Identifikation auch mit ihr bestand. Während ich darüber nachdenke, fällt mir C.G. Jungs „Schatten" ein, den er als Personifizierung all dessen beschreibt, was die Person über sich selbst anzuerkennen verweigert und der sich ihm doch immer wieder direkt oder indirekt aufdrängt (Ges. Werke, Bd. 9, S. 284).

Könnte es sein, daß Mrs. Stern einen Teil meines unannehmbaren „Schatten"-Selbst repräsentierte oder mich daran erinnerte? Ich konnte erkennen, daß ihre Wirkung auf mich oft darin bestand, mich abgestumpft und vernachlässigend zu fühlen. Der einzige

Weg, den damit verbundenen Schuldgefühlen zu entkommen, schien zu sein, ihr jeden Wunsch wie ein Diener zu erfüllen. Und das fand ich demütigend.

Es kommt mir der Gedanke, daß sie selbst solche unangenehmen Gefühle wie diese gehabt haben mag – vielleicht in bezug auf die Art, wie das Leben (oder die Nazis) sie behandelt hatte(n) –, und daß sie Entlastung spürte, wenn sie sie auf mich übertrug, damit ich sie an ihrer Stelle trage.

Wenn das stimmte, so handelte es sich dabei um Gefühle, die ich nicht verstand und die ich mich weigerte als etwas anzuerkennen, was mit mir zu tun hatte.

Ich konnte Ingrids Sehnsucht, geliebt zu werden, akzeptieren und nachfühlen, auch Coras Grauen, fortgeschickt zu sein. Ich konnte sogar an Mr. Bowmans Witwersein teilhaben. Aber Mrs. Sterns Zuweisung von Schuldgefühlen und Demütigung durch sie waren zuviel für mich. Wenn ich sie vielleicht besser verstanden hätte, hätte ich den positiven Aspekt, den die Anschuldigungen auch für mich hatten, richtig einschätzen können.

Am Ende dieser erneuten Beurteilung finde ich, daß die Fähigkeit, meinen Problempatienten zu helfen, in komplexer Weise abhängig ist von meiner Möglichkeit, ihre schmerzlichen Gefühle anzunehmen und mit ihnen zu teilen.

Dies wird leichter geschehen, wenn der Patient jemand ist, dessen Schwierigkeiten mich an einen Teil meiner selbst erinnern.

Aber wenn die anteilnehmenden Gefühle zu schmerzvoll sind, wenn sie Aufmerksamkeit für einen Teil von mir fordern, den ich nicht anzuerkennen bereit bin, oder wenn ich gezwungen werde, zu schwerwiegenden Anteil zu nehmen, dann wehre ich die Gefühle ab, und es kann keine hilfreiche Arbeit getan werden.

Ich habe dies alles in bezug auf mich beschrieben. Ich bin aber ziemlich überzeugt, daß ich kein „spezieller Fall" bin, sondern daß diese Prozesse in gleicher Weise bei anderen Ärzten und anderen Patienten vor sich gehen.

Es ist auch nicht überraschend, daß die Patienten, die wir (oder unser Unbewußtes) für die Darstellung in einer Balint-Gruppe heraussuchen, jene sind, die uns an Aspekte unseres Selbst erinnern. Dies ist besonders augenfällig für einen Gruppenleiter, der oft findet, daß Gruppenmitglieder verschiedene Beispiele „desselben Falles" präsentieren. (Ehrlich gesagt ist es genau das, was ich im Laufe dieser Arbeit getan habe!)

Der Gruppenleiter wird auch bemerken, daß der referierende Arzt manchmal so eng mit dem Patienten verstrickt ist, daß er kaum fähig erscheint, seine eigene Identität für sich zu behalten. In anderen Fällen wird der Arzt so gewaltsam zurückgewiesen, als seien er und der Patient auseinanderstrebende Pole, die unmöglich zusammenkommen können.

Die berufliche und persönliche Fähigkeit, die wir unaufhörlich verbessern müssen, ist: genügend an den Gefühlen unserer Patienten Anteil zu nehmen, um ihnen helfen zu können, ohne völlig mit ihnen zu verschmelzen.

Um dieses Können zu verfeinern, müssen wir von Zeit zu Zeit über unsere eigenen unliebsamen Gefühle in Ruhe nachsinnen.

Anhang: Was geschah mit den Patienten?

Kapitel 2: Phantasie oder Wirklichkeit?

ALISON
In meinem Abschlußbericht stand, daß sie ein weiteres Mal mit einem kranken Kind in der Praxis war. Vier Monate später kam sie, um zu fragen, ob sie und ihre Familie hier bei mir als Patienten bleiben können, obwohl sie in ein besseres Haus in einer anderen Gegend ziehen würde. Ich erklärte, daß dies nicht möglich wäre; sie dankte mir herzlich dafür, daß ich mich um sie und ihre Familie gekümmert hatte.

EDNA
Edna ist jetzt 80 Jahre alt. Die Häufigkeit ihrer Besuche hat beträchtlich nachgelassen; 1983 besuchte sie die Sprechstunde dreimal, in den fünf Jahren davor war sie zwischen zehn- und siebzehnmal da. In diesem Sommer kam sie infolge eines Sturzes, wobei sie ihr linkes Knie und ihre Schulter verletzt hatte, öfter zu mir. Sie zog sich einen Supraspinatusmuskelriß zu und brauchte eine Hydrokortisoninjektion; aber sehr zu meinem Erstaunen ist alles wieder in Ordnung, und es scheint so, daß wir eine ganz angenehme Beziehung zueinander haben. Ihre umfangreiche Krankengeschichte belastet sie nicht mehr so.

MICHAEL
Lange Zeit hatte ich keinen persönlichen Kontakt zu ihm, obwohl ich ein Attest schreiben mußte, als er seine Arbeit verlor: Er sollte unter für ihn unmöglichen Bedingungen, nämlich nachts allein in einem Gebäude, arbeiten. Seither habe ich ihn ein paarmal gesehen. Er ist höflich und freundlich und behauptet, er hätte weniger

Probleme mit dem Reisen, aber es ist ihm nicht gelungen, eine andere Arbeit zu bekommen. Er glaubt, „die Kontrolle" über das ärztliche Gespräch zu haben, und war nicht gewillt, über diese oberflächliche Ebene hinauszugehen.

Kapitel 3: Systematische Untersuchung oder Zufallsentdeckung?

MRS. ISAACS
Wir stellten eine Beziehung her, die es mir möglich machte, über ihre Familie zu sprechen und sie in unvergeßlicher Erinnerung zu behalten. Bald aber litt sie an einer Herzschwäche und verfiel in leichte Geistesschwäche. Es sei dahingestellt, ob es so besser oder schlechter für sie war. Seither gleicht ihr Zustand dem der meisten Heimbewohner, aber es ist ihr weniger bewußt.

LAURA
Das unmittelbare Ergebnis des ersten gemeinsamen Interviews mit Laura und ihrem Mann bestand darin, daß er wirklich aktiv versuchte zu helfen. Als sie das nächste Mal kam, war es offensichtlich, daß sie offener über ihre Gefühle gesprochen hatten. Sie wollten mit mir darüber sprechen, was im Falle einer erneuten Schwangerschaft Lauras passieren könnte. Würde sie wieder depressiv werden, und wie könnte man verhindern, daß dies geschehe? Sie redeten auch ziemlich viel davon, wie wütend sie auf ihre beiden Elternpaare wären, die sich nicht hilfsbereit zeigten und sich nicht um sie kümmerten. Meiner Meinung nach waren sie frustriert, weil sie sich nicht auf die Hilfe der Eltern verlassen konnten. Sie wollten sich statt dessen für eine Zeitlang auf ihren Arzt verlassen.

Ich sagte nichts, nahm dies als meine neue Rolle an und erbot mich, beide regelmäßig für eine gewisse Zeit einmal monatlich zu sehen. Zwei Sitzungen später kamen sie, um mir zu erzählen, daß Laura schwanger wäre; die gesamte Situation hatte sich verändert. Äußerlich betrachtet war sie viel zuversichtlicher und kam mit ihrer Arbeit gut klar. Sie machte sich aber immer noch Sorgen darüber, wie sie mit zwei Kindern fertigwerden sollte. Ich verstand dieses als ihr beständiges Verlangen nach Unterstützung; deshalb arrangierte ich es, beide weiterhin zusammen zu sehen, und übernahm auch die Schwangerschaftsvorsorge. Während Lauras Schwangerschaft voranschritt, sprachen wir darüber, inwiefern ihr dauerndes Nachgrübeln über Babys ihre Berufstätigkeit beeinflußt hatte. Dann mußte sie ins Krankenhaus gehen, um Ruhe zu haben, und erlitt einen Rückschlag. Sie hatte Angstzustände, und ihr Mann kam sehr besorgt zu mir, um mir davon zu berichten. Ich besuchte sie auf der Station und verbrachte eine Stunde mit ihr. Zum Glück kam sie schnell wieder nach Hause und wurde ohne Komplikationen und pünktlich von einem zweiten Sohn entbunden. Das Baby wurde schnell an die Flasche gewöhnt („so viel einfacher, wenn ich ins Büro gehen muß"), und sie stellte sich schnell darauf ein, eine tüchtige Mutter für ihr neues Baby zu sein und mit der schlechten Laune des älteren Kindes fertigzuwerden.

Bald konnte sie jede Woche für ein paar Tage wieder ins Büro gehen, weil sie eine phantastische Betreuung für die Kinder gefunden hatte. Natürlich stellte sie der Zwiespalt zwischen der Notwendigkeit, eine gute Mutter und gleichzeitig eine dynamische Geschäftsfrau zu sein, immer wieder auf die Probe. Zwangsläufig wurde sie depressiv, und sie bekam Termine angeboten, um über ihre Probleme zu sprechen; später verschrieb man ihr auch ein Antidepressivum. Ihr Mann tat sein Bestes, um ihr zu helfen, aber war zu oft geschäftlich unterwegs. Die Stimmung wurde im Laufe des nächsten Jahres langsam besser, und jetzt sieht sich Laura mehr als eine Mutter, die zum Büro entflieht, als eine vollbeschäftigte Geschäftsfrau. Unsere regelmäßigen Sitzungen sind zu Ende, auch die Verschreibung von Tabletten, aber wir treffen uns noch in der „Well-Baby-Klinik". Gelegentlich beklagt sie sich über die Schwierigkeit, sich in ihrer Doppelrolle zu behaupten, und sie hat eine Halbtagsstelle in ihrem Beruf angenommen. Als wir uns das letzte Mal trafen, erzählte sie mir grinsend, daß ihr Mann und sie gerade überlegten, wann die günstigste Zeit für das nächste Baby wäre.

Ich denke, daß ich immer noch eine wichtige Beziehung zu diesem Ehepaar habe, obwohl wir uns nicht mehr oft sehen. Ich übe eine Art von „Hintergrunddienst" für sie aus und bin verfügbar, wenn zusätzliche Hilfe benötigt wird, falls sie wieder einmal eine schlechte Phase haben; aber im Moment werde ich nicht besonders gebraucht.

MARY

Die hinkende Dame, die mich durch ihre Bemerkung aufhorchen ließ: „Ich bin Mary, diejenige, die allein lebt." Sie zeigte Bereitschaft zum Reden. Eine Freundin hatte Brustkrebs, und sie hatte gerade erfahren, daß es dem Ende zuginge. Seit dem berichteten Interview kam sie viermal; die Freundin ist jetzt gestorben. In tiefer Trauer hat sie auch ihren eigenen verlorenen Möglichkeiten nachgetrauert. Sie sagt, daß es dumm wäre zu leugnen, daß ihre Behinderung ihr das Leben schwergemacht hätte, jedoch würde sie wirklich nicht gern sagen: „Ich Arme, wie könnte ich vielleicht irgendwie besser leben?" Wir sprechen über viele Dinge, und sie meint, das Hinken sei eigentlich nicht so wichtig, jedoch scheint es so, daß wir immer wieder darauf zurückkommen. Sie sagt, daß andere Leute sie nicht mögen, weil sie dummerweise ihre Probleme verneint oder, wenn sie darüber spricht, Selbstmitleid zeigt. Ich kann diese Gefühle ganz leicht in uns beiden finden, jedoch sitze ich als Arzt in einer Art Falle, genauso wie sie durch ihre Behinderung in der Falle sitzt. Ich kann diese Gefühle nicht mit anderen Dingen in ihrem Leben in Verbindung bringen; vielleicht würde uns dies eine neue Perspektive eröffnen. Durch ihren Groll drehen wir uns ärgerlicherweise dauernd im Kreis, aber ich hoffe auf einen Durchbruch. Wenigstens lernen wir uns auf diese Weise langsam etwas besser kennen.

JANE

In einem Gespräch ein paar Wochen später erzählte sie mir, daß ihr Vater nach dem Tod ihrer Mutter im Kindbett tief depressiv war – sie hatte Angst gehabt, daß auch er sterben würde. Sie selbst hatte einen Monat nach ihrer Heirat einen Nervenzusammenbruch; es gab damals Panik, namenlose Angst und dauerndes Weinen. Sie hatte große Befürchtungen, daß dieses wieder passieren könnte. Ich sah sie weiterhin ungefähr zweimal im Monat und empfahl sie auch weiter an einen Sexualberater, den sie einmal zusammen mit ihrem Mann und mehrmals allein in der Sprechstunde besuchte.

Ungefähr ein Jahr nach dem berichteten Gespräch hatten ihr Mann und sie allmählich befriedigenden, wenn auch nicht häufigen Geschlechtsverkehr. Ich sprach weiterhin mit ihr und versorgte sie etwa einmal im Monat mit Schlaftabletten. Ungefähr acht Monate später wurde sie schwanger. Ihre Zwillingsjungen kamen durch Kaiserschnitt auf die Welt. Die nächsten paar Monate waren erfüllt von schlaflosen Nächten, endlosem Babyfüttern und Sorge um ihre Gesundheit (eins hatte ein Herzgeräusch, glücklicherweise ein funktionelles). Als ich Jane das letzte Mal sah, waren die Zwillinge fünf Monate alt, gediehen gut und schliefen durch. Jane sah glücklich und entspannt aus und schlief selbst gut mit Hilfe einer Tablette.

Kapitel 4: Die Hand am Steuer

ROSE

Ich habe sie seit dem berichteten Interview nicht wieder gesehen. Das hängt damit zusammen, daß sie einen Arzt nur gelegentlich in Krisensituationen in Anspruch nimmt.

SIMON UND GERALD

Die homosexuellen Partner: Mehr oder weniger intensive Kontakte bestehen weiterhin mit beiden. Gerald beschäftigt sich ständig mit dem Tod. Obwohl er es leugnet, braucht er wirklich seine Arthritis und andere Krankheiten, die nicht zum Tode führen, damit Simon und ich einen triftigen Grund haben, uns um ihn zu kümmern. Der Hund wird auch alt und müde und unterstreicht noch entscheidend die düstere Stimmung. Simon sieht jünger aus als er ist, seine Schmerzen und Leiden kommen wohl durch Überanstrengung zustande. Er kam jedoch kurz nach seinem Geburtstag in die Sprechstunde und erzählte, daß er wegen Gerald und des Hundes deprimiert wäre und auch darüber, daß er nun auch 70 Jahre alt sei.

Kapitel 5: Konflikt oder Zusammenarbeit?

MRS. FRIEDMAN
Dreieinhalb Jahre sind seit dem berichteten Interview vergangen. Sie und ihr Mann kommen ungefähr einmal im Monat weiterhin zu mir. Der Mann bat mich, seine Frau in eine Krankenhausabteilung zu überweisen, wo sie die ersehnte Hydrotherapie bekommen könnte, so daß er ein bißchen Ruhe hätte. Ich stimmte zu, und sie schien die Behandlung zu genießen, obwohl sie über die lange Fahrt dorthin schimpfte. Es gab keine anhaltende Besserung ihrer Symptome. Von mir aus kann sie nörgeln; ich tue, was ich kann, gegen ihre Beschwerden. Es hat keine weitere Diskussion darüber gegeben, was für eine „schreckliche Person" sie sei und warum das so ist. Manchmal ist sie depressiv, seltener fröhlich herausfordernd. In einem ihrer humorvollen Augenblicke wollte sie mir für eine geglückte Blutabnahme den Verdienstorden verleihen!

HILDA
Sie kam weiterhin alle zwei Monate mit den üblichen Symptomen und den gelegentlichen Problemen mit ihrer Wohnung. Eines Tages sagte sie, daß sie sich wie eine alte Frau fühle – sie sei vergeßlich und läßt Sachen fallen –, aber trotz der Belästigungen durch den neuen Vermieter wird sie „nur dann das Haus verlassen, wenn sie stirbt". 1984 wurde sie wegen Herzrhythmusstörungen ins Krankenhaus eingewiesen und 1985 nochmals wegen eines kleinen Infarkts. Sie wurde mit ein paar Pfunden weniger – aber geistig unverändert – entlassen und lebt weiterhin so wie zuvor.

LESLEY
Gelegentlich bekommt sie einige Tabletten für ihren Rücken, und sie scheint extrem bescheiden zu sein. Das Baby ist ein paarmal von verschiedenen Leuten in der Praxis untersucht worden, möglicherweise weil die Termine kurzfristig gemacht wurden, vielleicht auch weil sie es vorzieht, sich nicht nur auf einen bestimmten Arzt einzulassen. Als ich sie sah, geschah das kurz und bündig, ohne Bezug auf vergangene Ereignisse.

MARTHA
Martha fand einen Liebhaber, entwickelte aber unglücklicherweise im Zusammenhang damit eine Pelveopathie. Der Verdacht bestand, daß ihr Liebhaber stark trank. Sie war in der Lage, ihrem Arzt diese traurigen Tatsachen mitzuteilen, und sie hat es auch geschafft, ihren wenig erfreulichen Freund loszuwerden. Sie ist wegen ihres Sohnes beunruhigt, der seine junge Frau ein- oder zweimal geschlagen hat, und befürchtet, daß sich die Sache wiederholt. Der Arzt ist erleichtert, daß sie sich nicht in ihr kleines hartes Schneckenhaus zurückgezogen hat; jedoch ansonsten erscheint die Zukunft düster.

Kapitel 6: Momente des Wandels

RALPH
Während des nächsten Jahres wurde er dreimal als Notfall ins Krankenhaus wegen Magenbluten, das durch Alkoholexzesse verursacht war, eingewiesen. Zwischenzeitlich gab es unterschiedliche Perioden von Abstinenz. Eine dauerte sieben Wochen, endete jedoch abrupt, als seine Wohnung bei einem furchtbaren Regenguß überflutet wurde; daraufhin verließ er sofort das Haus und betrank sich. Er hatte die Gewohnheit, alle zwei oder drei Wochen zu kommen, um von seinen Fortschritten zu berichten. Schon wenn er zur Tür hereinkam, war es immer an seinem beschwingten oder müden Schritt zu erkennen, ob die Dinge gut oder schlecht standen. Er stritt nicht mehr ab, hin und wieder einen Tropfen Alkohol zu sich zu nehmen. Von Zeit zu Zeit fragte er nach seiner Prognose und stimmte mir sehr ernsthaft zu, als ich sagte, daß sie weitgehend davon abhinge, wie er seinen empfindlichen Magen und seine Leber behandeln würde.

Im folgenden Jahr hatte er wieder dreimal Blutungen, die zu einer Operation führten: Ösopagusdissektion. Von da an war er über ein Jahr lang abstinent, bevor er wieder dem Alkohol verfiel und ein paar Saufabende veranstaltete. Er kommt regelmäßig jeden Montag in die Sprechstunde, um sich Schlaftabletten zu holen, und unsere Beziehung bleibt freundlich, aber kühl. Manchmal erzählt er von seinem ziemlich trostlosen Leben oder von vergangenen Ereignissen. Er macht keine Versprechungen, und sowohl seine wie meine Erwartungen sind bescheiden. Ich habe ihm keine Abmachung angeboten, die sich auf Wiederholungsrezepte bezieht, weil ich meine, daß seine kurzen monatlichen Besuche für uns beide immer wieder beruhigend sind; für mich, weil ich somit Bescheid weiß über sein weiteres Befinden, und für ihn sind sie ein Beweis meiner ständigen Anteilnahme.

STUART
Er arbeitet jetzt in einer CSSD-Krankenhausabteilung (Instrumentensterilisation) und hat weiterhin viele Schwierigkeiten. Das Leben ist niemals leicht für ihn, und auch ich als sein Arzt habe eine schwere Aufgabe. Arztbesuche scheinen nun gehäuft dicht hintereinander aufzutreten und werden dann für eine Zeitlang weniger. Oft gab es vor einem Feiertag oder bevor er mit einem Freund wegfuhr, eine verstärkte Anzahl von Besuchen. In der Tat scheinen die berichteten Interviews wirklich ein Wendepunkt gewesen zu sein. Ich kenne ihn jetzt schon eine ganze Reihe von Jahren. Unsere Beziehung mag für ihn von einiger Bedeutung sein in seinem ziemlich eingeschränkten Leben. Ich erlebe ihn jedoch oft verbittert, aber ich werde nicht mehr so ärgerlich und bin zufrieden mit einer Langzeitperspektive, die weniger Ehrgeiz beinhaltet.

Die berichteten Interviews führten zu einer Serie von ungefähr fünf weiteren sich lang dahinziehenden Sitzungen, bei denen seine ständige Furcht vor schwerer Krankheit als krankhafte Voreingenommenheit noch offensichtlicher wurde. Das Krankenhaus war kein sicherer Hort für ihn, wie ich es mir vorgestellt hatte, sondern ein Ort beständiger Gefahr, wo er sich gefangen fühlte. Er zeigte Ängste, was neue Krankheiten anbetrifft, und war in einem gewissen Stadium stark wegen AIDS beunruhigt; er hatte den Eindruck, daß er diese Angst mit niemandem teilen könnte. Er schien das Gefühl zu haben, „in der Falle zu sitzen und auch festgenagelt zu sein", ein Gefühl, das deutlich widerspiegelte, wie festgefahren ich mich mit ihm am Anfang der Berichte und auch oft weiterhin gefühlt habe. In bezug auf seine Arbeit ist er unstet und sehr ängstlich, aber wiederum unfähig, sich zu verändern. In letzter Zeit hat er Schritte unternommen, seinen Job zu wechseln, und diesmal hat er sich wirklich um eine Ausbildung als Computerfachmann bemüht. Er scheint die Hilfe von Ärzten zu brauchen, aber macht ihnen das Leben schwer, weil er ihnen nicht recht traut.

Man hat den Eindruck, daß er keine engen Freunde hat, und er hat angefangen, wieder mehr auf seine Eltern, die er oft besucht und die immer hinfälliger werden, zurückzugreifen. Gelegentlich spricht er über sie und über die schweren Krankheiten, die beide haben, aber er scheint nur verwirrende Auskünfte von ihren Ärzten, die wohl nicht genügend Hilfe anbieten, zu bekommen.

Bei zwei Anlässen lief alles besonders negativ. Einmal stellte sich ein Ischiasschmerz ein, der durch eine Nerveneinklemmung verursacht worden war, und er durchlebte ungefähr vier Monate lang eine schwere Zeit; er landete schließlich als Patient im Krankenhaus zur Streckbehandlung und anschließender erfolgreicher Epiduralblockade. Während dieser Monate gab es viel hilflose Angst, eine Menge Telefonanrufe und ein Durcheinander von verschiedenen Meinungen und weiteren Beratungen im Krankenhaus oder bei mir in der Sprechstunde. Einmal zeichnete er ein angstvolles Bild von sich selbst als lebenslangem Invaliden.

Nachdem diese Episode abgeschlossen war, gab es ungefähr fünf Monate lang keine weiteren Beratungen, dann schien es so, als ob sich eine vertiefende Depression mit Gewichtsverlust und zunehmender Schlaflosigkeit anbahnte. Er wollte schon seine Sachen packen und nach Hause zu seinen Eltern ziehen. Ein Nachbar wurde ihm unerträglich, er trieb ihn mit lautstarker Musik fast zum Wahnsinn, und an seiner Arbeitsstelle mußte er sich wegen Weinanfällen, die nicht vorhersehbar waren, oft verstecken. Er machte einen kranken Eindruck, ich sah ihn oft und verschrieb ihm auch Antidepressiva. Es schien so, daß er gut darauf ansprach, und nach ein paar Wochen ging es ihm besser. Während dieser Konsultationen wurde ihm klar, daß er Gespräche zum ersten Mal als hilfreich empfand. Während der nächsten Monate dachten wir darüber nach, ob er sich einer Psychotherapiegruppe anschließen sollte. Er zog es in Erwägung, lernte den Gruppenleiter kennen und geriet darüber ein paarmal in Panik. Er dachte wieder darüber nach und fing schließlich in der Gruppe an, die er jetzt schon seit über einem Jahr besucht. Ganz im Anfang sah ich ihn gelegentlich, aber seit acht Monaten nicht mehr.

HANNAH
Seit den Ereignissen, die über diese Dame berichtet wurden, sind vier Jahre vergangen, und seitdem ist viel passiert. Sie litt beträchtlich unter einer Hepatitis, und anschließend stellte sich ein allgemeines Gefühl des Verfalls und der Depression ein.

Ihr Mann ist jetzt wieder ganz und gar der treusorgende und ergebene Ehemann, dessen letzte Krise in dem plötzlichen und unerwarteten Tod seines Bürovorstehers bestand, einem Mann, der viel jünger war als er selbst. Es hatte den Anschein, daß Hannah diese neuerliche Episode als eine Bestätigung ihrer eigenen Sterblichkeit ansah, und die Notwendigkeit, daß ihr Mann beruflich jetzt noch mehr eingespannt war, wurde von ihr erneut als Entfremdung zwischen ihnen angesehen. Als Antwort darauf schien er größere Besorgnis für sie zu zeigen, und auf sein Drängen hin wurde sie von zwei Spezialisten untersucht. Die genaue Untersuchung zeigte, daß sie in der Tat an einer organischen Hirndysfunktion leidet, und in letzter Zeit ist ihr Gedächtnis viel schlechter geworden. Sie verärgert jeden durch ständige Wiederholung derselben Fragen und mußte das Autofahren aufgeben. Zweimal war sie völlig ohne Orientierung und war durch diese Erlebnisse zutiefst verängstigt. Als ihr Arzt habe ich es akzeptiert, daß sie oft Termine macht, aber vergißt zu kommen und dann unerwartet zu anderen Zeiten auftaucht. Ich empfinde ein Gefühl von verzweifelter Traurigkeit für sie, da sie sich ihrer geistigen Hinfälligkeit sehr bewußt ist. Trotzdem hatte sie ihre Enkelkinder für zwei Wochen bei sich, und sie fühlte sich um viele Jahre jünger, während sie bei ihr waren.

Gelegentlich gebe ich ihr immer noch ein Rezept, aber meistens höre ich ihr einfach zu, wenn sie während eines Arztbesuchs über ihre gegenwärtige Situation berichtet. Wir teilen verzweifelte Gefühle der Unfähigkeit, viel an ihrer Lage verändern zu können, und ich bin mir sehr bewußt, wie einsam sie sich trotz ihres mitfühlenden und besorgten Ehemannes und der Familie fühlt.

Kapitel 7: Warum hören Sie mir zur Abwechslung nicht mal zu?

MARILYN
Zur Zeit des berichteten Arztbesuches traf sie gerade Vorbereitungen, wieder nach Australien zurückzugehen, und seither gab es keinen Kontakt mehr.

NICOLA
Nicola wandte sich selbst an die Eheberatungsstelle, weil einer der Therapeuten ihrer Schwester sehr geholfen hatte. Sie begann, regelmäßig an Sitzungen teilzunehmen, die, wenn auch schrittweise, einen entscheidenden Erfolg brachten. Sie erzählte mir, daß es für sie leichter war, mit ihrer Therapeutin zu sprechen als mit irgend jemand anderem, und daß sie allmählich lerne, ihren Ärger in bezug auf ihre Eltern auszudrücken. Danach sah ich sie nur selten, und sie schien ihre Arbeit ungefähr 18 Monate nach dem berichteten Gespräch wieder aufgenommen zu haben.

VIVIENNE
Vivienne durchlebte ein schweres Jahr nach dem Tode ihrer Mutter, aber sie hat es überstanden. Trotz ihrer eigenen Probleme engagiert sie sich für Menschen, die in Not sind, und schafft es, ihnen zu helfen, oft auf ihre eigenen Kosten. Sie nimmt immer noch Schlaftabletten und hat starke prämenstruelle Symptome, die jeglicher Behandlung trotzen. Ich sehe sie oft zwei- oder dreimal im Monat, weil ich denke, daß sie eine ganze Menge Unterstützung braucht, und es ist besser für sie, einen Arzt zu haben, den sie laufend sprechen kann, als zuviele Wiederbolungsrezepte. Ihre Abhängigkeit von mir ist keine Last, weil sie kein Selbstmitleid zeigt und die Fähigkeit hat, über sich selbst zu lachen; aber der Schmerz liegt dicht unter der Haut, und sie weint auch ziemlich viel. Jetzt, da der Jahrestag des Todes ihrer Mutter vorüber ist, wird die nächste Hürde Weihnachten sein. Ich denke, daß sie danach wenigstens allmählich das Stadium erreichen wird, das sie vor der Krankheit ihrer Mutter hatte, als sie anfing, sich sowohl von Medikamenten als auch von ihrem Arzt unabhängig zu machen.

Kapitel 8: Einfach da sein

SARAH
Seit den berichteten Gesprächen sind jetzt schon über drei Jahre vergangen. Es gab überhaupt keine Kontakte mit der Praxis während der folgenden drei Monate; ein ungewöhnlich langer Zwischenraum. Die nächste Nachfrage bestand in einem Hausbesuch wegen eines stärker werdenden Hustens zu Silvester. Einer meiner Kollegen untersuchte sie und stellte fest: sehr wenig Rasselgeräusche, Lunge frei. Es gab keinen Hinweis auf Streßsituationen, die den Anruf so dringend gemacht hatten. Dennoch signalisierte dieser einen abrupten Arztwechsel. Von Silvester an wechselte sie zu der Kollegin über, die sie besucht hatte, und ging weiterhin für die folgenden zwei Jahre in deren Sprechstunde.

Ich fühlte mich ziemlich abgeschoben und war außerstande, eine Erklärung abzugeben, warum dieser Wechsel gerade zu dieser Zeit geschehen war. Welche Verbindung bestand wohl zu den berichteten Arztbesuchen? War meine Nichterreichbarkeit ein „Fallenlassen" von Bedeutung im Zusammenhang mit den vorherigen Gesprächen? Hatte sie sich von ihrer Tochter mit dem neugeborenen Baby ähnlich ausgeschlossen gefühlt? Oder kehrte sie wieder zu ihrem alten langanhaltenden Verhaltensmuster zurück, eine Frau als Arzt zu haben? Sie hat eine Vorliebe dafür, einen einzigen Arzt zu haben, ihren Arzt, und bricht ihm die Treue, wenn er sie im Stich läßt.

Unvermittelt kam sie vor ca. sechs Monaten wieder in meine Sprechstunde. Ich sah sie wieder, als meine Kollegin im Monat August in den Ferien war. Sie braucht ständig ungefähr ein bis zwei Konsultationen jeden Monat und kommt hauptsächlich wegen Kontrolluntersuchungen oder wegen eines weiteren Rezeptes, jedoch steckt oft noch ein bißchen mehr dahinter. Sie scheint in beständiger Angst zu leben, daß andere sie ausstechen wollen, und möchte gern „das Beste" für sich haben. Wir sprechen inzwischen mehr über diese Dinge, und ich habe etwas über ihre lebenslangen Unsicherheiten erfahren – ursprünglich als russische Emigrantin, dann furchtbare Erlebnisse während des Krieges in Paris, als sie ihren Vater verlor, und später ihre Versuche, sich auf eigenen Füßen in England niederzulassen. Sie hat sich hier niemals zu Hause gefühlt, weder in sich selbst, noch dort, wo sie gelebt hat, und stellt beständig ihre Umwelt auf die Probe.

Wegen einer hartnäckigen Heiserkeit, als sie ziemlich depressiv war, hatte sie einen ihr sehr empfohlenen Spezialisten aufgesucht, den ein Freund vorher konsultiert hatte. Diesmal verstand ich besser ihre Art, die Dinge so zu regeln, und sie wußte das zu schätzen. Einmal bekam sie Rückenschmerzen, nachdem sie auf ihren reizenden Enkelsohn aufgepaßt und ihn zuviel gehoben hatte. Im allgemeinen neigt sie jetzt dazu, voll des Lobes gegenüber ihrer Adoptivtochter zu sein, und was auch immer für Konflikte früher in diesem Umfeld an die Oberfläche kamen, sie sind inzwischen verschwunden.

PEGGY
Meine Erwartung, daß diese Dame wiederkommen und mir mehr erzählen würde, war naiv. Meine Kollegen und ich kümmern uns um sie und ihre Familie immer dann, wenn es nötig ist. Sie ist ziemlich ängstlich und braucht schnell einmal Aufmerksamkeit für sich selbst oder für ihre Kinder von dem Arzt, der gerade erreichbar ist. Ich denke doch, daß sie uns vertraut. Seit dem einleitenden Gespräch hat sie nur zwei leichte Migräneanfälle gehabt.

Kapitel 9: Der abhängige Patient

MISS WATSON
Sie ist nur gelegentlich – immer wegen derselben Probleme – in die Sprechstunde gekommen: bezüglich wiederholter Infektion ihres „guten Ohres" und Schwierigkeiten mit ihrem Hörgerät. Bei einem Termin wurde sie von einem anderen Arzt in der Praxis untersucht, aber seitdem hat sie darauf bestanden, zu mir zu kommen; sie äußerte Kritik wegen der Ungeschicklichkeit meines Kollegen. Sie drückt immer ihre Dankbarkeit für meine fachkundige Fürsorge aus, und wir verkehren miteinander in einem warmen und freundlichen Ton. Sie wird von einem ihrer Nachbarn in die Praxis gebracht und genießt offensichtlich die fürsorgliche Beachtung al-

ler Anwohner ihrer Straße. Diese arrangierten sogar eine Party, um ihren Geburtstag zu feiern, zu der ich eingeladen wurde.

ANITA

Sie kommt immer noch oft in die Sprechstunde, und es gibt nur wenig Veränderungen. Jedoch kann sie jetzt spontan über ihre Gefühle sprechen. Beispielsweise wurde sie sich der Tendenz bewußt, einige der Gefühle, die sie für ihre Eltern hegt, auf ihre Zimmergenossin zu übertragen. Sie war in der Lage, darüber mit ihrem Arzt, nicht aber mit ihrer Zimmergenossin zu sprechen.

Über die Autoren

ENID BALINT ist Analytikerin, die mit ihrem Mann Michael Balint in den frühen fünfziger Jahren sog. „Training-cum-research"-Gruppen für Allgemeinärzte entwickelte. Sie hat als Autorin und Lehrerin internationalen Ruf und ist Ehrenmitglied des Royal College of General Practitioners.

MARIE CAMPKIN ist Allgemeinärztin im Norden Londons. Sie organisiert Kurse des Berufsausbildungsplanes für Allgemeinärzte am Whittington-Hospital.

ANDREW ELDER ist in einer Gruppenpraxis am Lisson-Grove-Gesundheitszentrum in Marylebone tätig. Er hat dort 15 Jahre gearbeitet. Er ist Kursorganisator des St.-Mary- und St.-Charles-Ausbildungsprogrammes für Allgemeinärzte. Er hat über Trauer und Psychotherapie in der Allgemeinarztpraxis geschrieben.

CYRIL GILL war einer der Autoren von *Fünf Minuten pro Patient* und beteiligt an der Entwicklung des Vorgraduiertenunterrichts für Allgemeinmedizin an der Royal Free Medical School. Er war Gründungsmitglied und lange Jahre Supervisor beim Camdener Arbeitskreis zur Verarbeitung von Trauer und Verlust. In Camden war er auch Partner in einer vier Allgemeinärzte umfassenden Praxis. Er war Sekretär und dann Präsident der Britischen Balint-Gesellschaft. Er starb 1989.

ERICA JONES ist seit vielen Jahren Allgemeinärztin im Eastend von London. Sie ist Mitglied des Instituts für psychosexuelle Medizin und ist Ausbilderin für Allgemeinärzte. Sie war Präsidentin der Britischen Balint-Gesellschaft.

PAUL JULIAN arbeitet in einer Fünf-Partnerpraxis in Hackney. Er ist Dozent im Bereich Allgemeinmedizin an den Medizinschulen des Barts- und Londoner Krankenhauses.

JACK NORELL war Präsident der „Royal College Studies" für Allgemeinärzte und hat in Islington über 25 Jahre praktiziert. Er war Mitherausgeber von *Fünf Minuten pro Patient* und Präsident der Britischen Balint-Gesellschaft. Außerdem ist er Präsident der Internationalen Balint-Federation. Er hat viel über medizinische Themen geschrieben.

JOHN SALINSKY ist Präsident der Britischen Balint-Gesellschaft und Allgemeinarzt in Wembley. Er ist Schatzmeister der Internationalen Balint-Federation und Veranstalter des Northwick-Park-Ausbildungsprogrammes für Allgemeinärzte.

OLIVER SAMUEL gab die ersten Kurse des Northwick-Park-Ausbildungsprogrammes für Allgemeinärzte und rief das Balint-Gruppentraining für Allgemeinärzte ins Leben. Er ist Ausbilder in der Allgemeinmedizin und hat fast 30 Jahre in seiner Praxis gearbeitet. Er schrieb über ärztliche und speziell Allgemeinarztausbildung.

Literatur

Balint E, Norell JS (Hrsg) (1975) Fünf Minuten pro Patient. Suhrkamp, Frankfurt
Balint M (1957) Der Arzt, sein Patient und die Krankheit. Klett, Stuttgart
Balint M, Balint E (1980) Psychotherapeutische Techniken in der Medizin. 3. Aufl., Klett-Cotta, Stuttgart
Balint M, Hunt J, Joyce D, Marinker M, Woodcock J (1975) Das Wiederholungsrezept. Klett-Cotta, Stuttgart
Cartwright A (1966) Patients and their Doctors. Routledge and Kegan Paul, London
Cartwright A, Anderson R (1981) General Practice revisited. Tavistock, London
Jung CG. Die Archetypen und das kollektive Unbewußte. In: Jung CG Gesammelte Werke Band 9.1. Walter, Olten
Luban-Plozza B, Dickhaut HH (1984) Praxis der Balint-Gruppen. Springer Berlin Heidelberg New York Tokyo
Luban-Plozza B, Knaak L, Mitarbeit Dickhaut HH (1985) Der Arzt als Arznei. Deutscher Ärzte-Verlag, Köln
Martin P, Moulds A (1986) Consulting in Comfort. Pulse 21:42–46
Pendleton D, Schofield T, Tate P, Havelock P (1984) The Consultation: An approach to learning and teaching. Oxford University Press, Oxford
Spence J (1960) The Purpose and Practice of Medicine. Oxford University Press, London
Stucke W (1990) Die Balint-Gruppe. 2. Aufl. Deutscher Ärzteverlag, Köln

Sach- und Namenverzeichnis

Abstand 68, 73, 85, 86, 90, 113
Abwehrmechanismen 62, 63, 66–68, 70–72
Allgemeinarzt 1, 7 (s. auch Ärzte)
– Tätigkeit 18
Altern 48, 49, 51, 159
Ärger 47
Ärzte
– als Droge 96
– als Freunde 19
– als Ratgeber 19
– „Einstimmung" 135, 138
– Empfindsamkeit 13, 42
– in Balint-Gruppen trainierte 20, 23, 30, 138, 139
– kurative Berufsrolle 14
– negative Gefühle 11
– Rolle 135
– Verständnis 49, 51
– Zugänglichkeit 13
ärztliche Sprechstunde 7
Arzt-Patient-Beziehung
– Änderung der 26
– bedeutungsvolle Augenblicke 30
– Ehrlichkeit 18, 117
– Gefühle 17
– Interaktion 47
– Kollusion 17, 70, 71, 114, 117
– Kommunikation 135, 136
– langdauernde 45, 52

– Momente des Wandels 4, 5, 26, 29, 30, 35, 40, 41, 61, 62, 73–76, 82, 83, 135, 136 (s. auch Veränderung)

Balint, Enid 1, 2, 14, 57
Balint, Michael 1, 19, 96, 129, 134
Balint-Gruppe 2, 24, 129, 141, 142
– Gruppenleiter 130, 152
– Technik 129, 130, 134, 135, 138, 139
Beobachtung (ohne Beeinflussung) 132
Beratung 11, 14, 17
Beratungsstile 8–10, 21
Beurteilung(sschwierigkeiten) 5, 7, 121, 122, 126, 128

Campkin, Marie 128
Cartwright, Ann 9

„da sein" 1, 20, 21, 103–111, 127
Dryden W. 21

Ergebnisforschung 9
Einsicht 11, 38, 137
Elder, Andrew 129
emotionale Probleme (Distanzierung) 17, 29, 103–105

Fallgeschichten
- Alison 24, 25, 30, 31, 92, 124, 155
- Anita 119, 120, 168
- Bowman, Mr. 149–151
- Cora 145, 146, 151
- Edna 26, 27, 32, 33, 124, 155
- Friedman, Mrs. 54, 55, 67, 160
- Gerald s. Simon und Gerald
- Hannah 85–90, 125, 126, 136, 137, 164, 165
- Hilda 59–63, 68, 160
- Ingrid, 143, 144, 152, 154
- Isaacs, Mrs. 35, 36, 155, 156
- Jane 39–42, 158, 159
- Laura 37, 41, 156, 157
- Lesley 63–65, 68, 160
- Marilyn 93, 94, 165
- Mary 38, 41, 125, 158
- Mathy 69, 70, 161
- Michael 28–30, 33, 155
- Nicola 94–96, 165
- Peggy 108, 109, 126, 167
- Ralph 74–79, 100, 123, 124, 161, 162
- Rose 46–48, 159
- Sarah 68, 105–108, 124, 166
- Simon und Gerald 48–51, 159
- Stern, Mrs. 147–149, 150–153
- Stuart 79–84, 113, 123, 124, 162, 163
- Vivienne 97–100, 126, 127, 165
- Watson, Miss 116, 117, 167
Familiarität (Gefahren der) 103, 104
„Flash" 2, 3, 12, 135, 136
Forschung 2, 129 (s. auch narrative Forschung)
Fortbildungskurse (für Allgemeinmedizin) 136

Fünf Minuten pro Patient 134

Gesundheitserziehung 12, 91–102
Gill, Cyril 112–120, 128

Hypochondrie 15

Identifikation 132, 135
- biphasische Struktur der 132, 133
Interviewtechnik s. Beratung(sstile)

Jung, C.G. 151, 152

Krankheitsaspekte
- emotionale 1
- körperliche 1

Martin, P. 8
Medizin, patientenzentrierte 58, 59 (s. auch Präventivmedizin)
Moulds, A. 8

narrative Forschung 4

Patienten
- als Experten 11
- in sich selbst „eingesperrte" 16
- Individualität 135
- als „Anwender" des Arztes 18, 48
- Zurkenntnisnahme der 21
- manipulierende 114
Pendleton, D. 8
Präventivmedizin 12
Psychotherapie in der Allgemeinpraxis 13, 19, 52, 119, 131
Psychoanalyse 19, 52

Rückversicherung 20, 108–111, 125, 126

Samuel, Oliver 45–52, 128
seelische Gesundheit (absolute) 13
Selbstheilung (Fähigkeit zur) 103
Spence J. 12
Streß 96

Tutton, G.R. 21

Verachtung 57, 71
Veränderung
– Ergebnisse von 136
– Moment der 4 (s. auch „Flash")
– Ursachen von 134
Verständnis
– gemeinsames 11, 49, 51, 113, 134
– intellektuelles 132

Weil, Simone 57
Weiterbildung 1
Woolf, Leonard 128

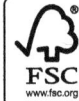
MIX
Papier aus verantwortungsvollen Quellen
Paper from responsible sources
FSC® C105338

If you have any concerns about our products,
you can contact us on
ProductSafety@springernature.com

In case Publisher is established outside the EU,
the EU authorized representative is:
**Springer Nature Customer Service Center GmbH
Europaplatz 3, 69115 Heidelberg, Germany**

Printed by Libri Plureos GmbH
in Hamburg, Germany